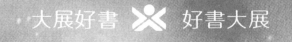

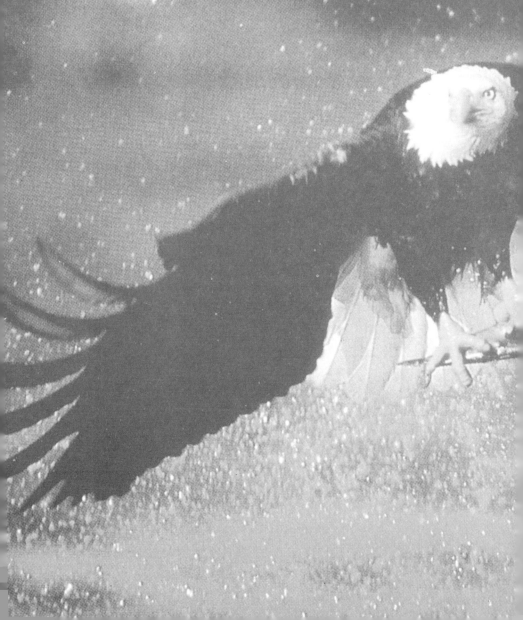

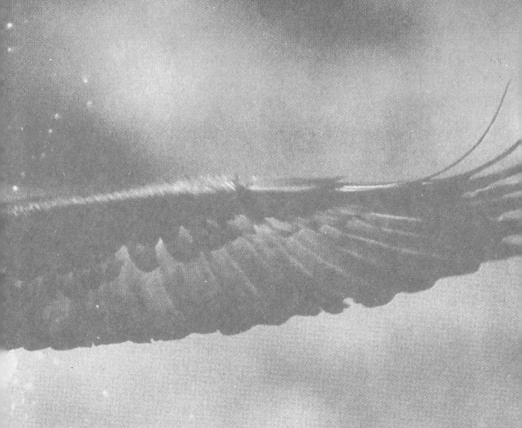

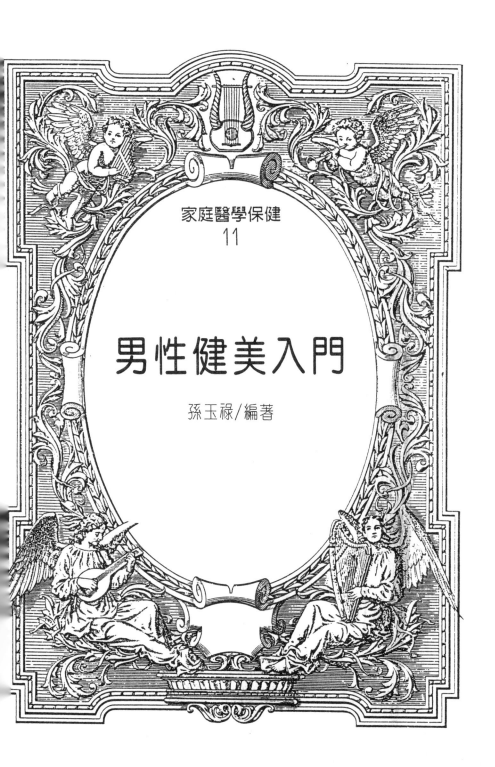

家庭醫學保健
11

男性健美入門

孫玉祿/編著

内　容　提　要

　　本書分爲兩部分。開頭部分介紹了什麼是健美運動，健美運動的特點，以及怎樣獲得健美的體型。

　　第二部分著重介紹各部肌肉的練習方法及如何編排訓練計劃。

　　本書圖文並茂，通俗易懂，可幫助那些致力於體型健美的人，採用科學的訓練方法儘快實現身體強壯、體型健美的願望。

　　本書的某些鍛鍊原則和方法，同樣適用於女性。

　　書中介紹的某些練習方法，也可作爲其他運動項目力量練習的手段。

4　男性健美入門

目　　錄

第三章　鍛鍊計劃的製訂與編排

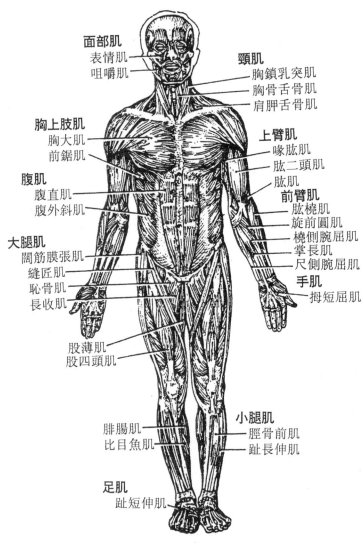

面部肌
　表情肌
　咀嚼肌

頸肌
　胸鎖乳突肌
　胸骨舌骨肌
　肩胛舌骨肌

胸上肢肌
　胸大肌
　前鋸肌

腹肌
　腹直肌
　腹外斜肌

上臂肌
　喙肱肌
　肱二頭肌
　肱肌

前臂肌
　肱橈肌
　旋前圓肌
　橈側腕屈肌
　掌長肌
　尺側腕屈肌

大腿肌
　闊筋膜張肌
　縫匠肌
　恥骨肌
　長收肌

手肌
　拇短屈肌

　股薄肌
　股四頭肌

小腿肌
　脛骨前肌
　趾長伸肌

　腓腸肌
　比目魚肌

足肌
　趾短伸肌

全身淺層肌肉前面

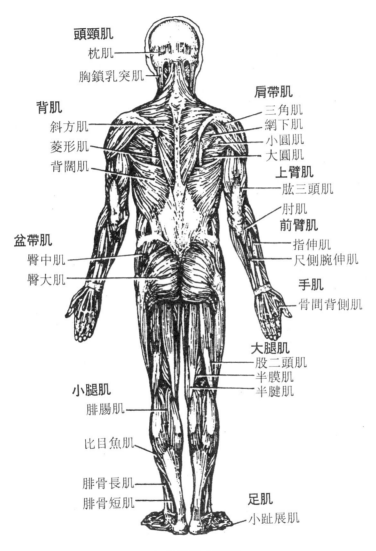

頭頸肌
　枕肌
　胸鎖乳突肌

背肌
　斜方肌
　菱形肌
　背闊肌

盆帶肌
　臀中肌
　臀大肌

小腿肌
　腓腸肌
　比目魚肌
　腓骨長肌
　腓骨短肌

肩帶肌
　三角肌
　網下肌
　小圓肌
　大圓肌

上臂肌
　肱三頭肌
　肘肌

前臂肌
　指伸肌
　尺側腕伸肌

手肌
　骨間背側肌

大腿肌
　股二頭肌
　半膜肌
　半腱肌

足肌
　小趾展肌

全身淺層肌肉背面

第一章

健美運動簡介

一、什麼是健美運動

近年來，隨著人們生活水平的提高，對美的要求也越來越高。然而，生產的日益現代化、電子化，使得人們在生產中所消耗的體力越來越少。

加之營養的過剩，使一些中年人體態臃腫，不少孩子過於肥胖。人們在追求穿著美、儀表美的同時，也在追求體型、體態美。

人們對於美有各種各樣的理解和追求。對同一種花色的布料，同一款式的服裝，不同的審美觀會得出截然不同的結論，但對於一個具有適當的身高、勻稱的身材、發達的肌肉的人，大家都會異口同聲地説：「美」！所以，一個健美運動的熱潮正在我國青少年，乃至中老年中蓬勃地興起和發展。

那麼，什麼是健美運動呢？

健美運動是一項利用徒手和器械，採用各種動作和訓練方法，來達到鍛鍊身體，增強體力、發達肌肉，改善體型、體態和陶冶情操的目的。它是舉重運動的一個分支，也是一項獨立的比賽項目。

二、健美運動的特點

近幾年來，健美運動之所以在我國蓬勃興起，除前面陳述的物質文明建設蓬勃發展，生產日益現代化等原因外，還因為健美運動具備如下一些特點：

㈠ 不受時間、地點、條件的限制

　　健美運動作為一種鍛鍊身體的手段，一天中任何時間均可練習。練習時間的長短可根據自己閒暇時間的多少而定。所以，每一個人都可以根據自己的工作和學習情況，恰當地安排鍛鍊時間。

　　這裡所說的地點、條件，是指練習的場所、環境和器材。有條件的可以到協會、練習館練習，無條件的也可以在家裡練習。而作為健美鍛鍊的器材，則是多種多樣的。如彈簧拉力器、橡皮條拉力器、啞鈴、壺鈴、槓鈴等。

　　這些器材一般都比較經濟，即使是普通槓鈴，一般家庭也買得起，而且無需太大的練習場所和特定的環境。所以，健美運動與其他體育項目相比，更具有廣泛性。

㈡ 不受年齡、性別的限制

　　不要以為健美運動只是青少年的運動，中老年人同樣應注意塑造自己的體型。在「有錢難買老來瘦」思想的指導下，那麼多中老年人喜愛減肥運動，就是一個很好的佐證。

　　不要以為健美運動只是男性的事，同樣也是女性的事。隨著社會的發展，人類的進步，女性社會地位的提高，在社會的各個方面再也難找到男性獨占的領域了，體育運動也不例外。女性已衝破了多項運動禁區，勇敢地參加足球、舉重、馬拉松等項目，甚或穿著「比基尼」登上健美運動舞台。輿論、觀念都在發生變化，皺眉的人少了，喝彩的人多了。具有豐滿胸脯、圓潤的臂膀、纖細而結實的腰段，圓滿適度的臀部，修長而健壯的雙腿的女性，在人們的眼裡，比楊貴妃、林黛玉式的體型更富有魅力。

不僅如此，女性肌肉型的健美運動員，那柔順、剛毅相間的體姿，越來越引起了人們的關注。

這裡所說的不受年齡、性別的限制，不僅僅指男女老少皆喜愛健美運動，而且也指男女老少皆可從事健美運動。男女青少年進行健美訓練，能夠增長體力、發展肌肉、改善體型、體態，陶冶情操，故健美運動適合在青少年中廣泛開展自不必說。

談到中老年也適合從事健美運動，就必須先消除某些不正確的看法。有人認爲：人到中年，身體機能已在走下坡路，再也不適合發達肌肉、增強肌肉力量了。

誠然，一切生物都逃不脫生長、發育、成熟、衰老和死亡的自然規律。但人類可以通過體育鍛鍊（包括健美運動）來延緩這個過程。

實踐證明：對於那些自青少年時代就從事健美運動的人來說，進入中年之後，仍保持健美訓練，則可有效地保持肌肉力量，延緩肌肉的消退；而對那些步入中年之後，才開始進行健美鍛鍊的人，在一個時期之內，同樣可以有效地促進肌肉的發展，增強肌肉力量，並且不少人可以達到青少年時期未曾達到過的水平。

而對一個老年人來說，堅持體育活動，適當進行力量練習，更具有特殊的意義。老年人的衰老，往往先從下肢開始，表現爲行動不便。而下肢衰老主要是肌肉萎縮。解決這個問題的關鍵則是運動。其中也包括適當地保持肌肉力量的練習，不少老年人已受益匪淺。

㈢ 使身體得到全面發展

體育運動是多種多樣的，但是力量卻是各種運動項目的

基本素質之一。所以，從事各種運動項目的運動員，都很重視肌肉力量練習。

有些優秀運動員，他們不僅專項運動的技術和成績很好，而且體型也非常健美。儘管如此，他們與健美運動員的肌肉相比，還存在不少差距。這是因爲他們從事的運動項目所決定的。專項運動的特點，決定了他們很少去鍛鍊那些與專項技術和成績無關的身體部位，因而不能使這部分肌肉充分地發展。

健美運動員則不然，健美運動的特點，則要求運動員的全身肌肉都應勻稱、協調、平衡、和諧地發展，包括那些其他運動項目的運動員得不到發展的細小部位。

所以，健美運動員的肌肉，比其他運動員的肌肉更發達、更具有曲線美。

㈣ 安全、傷害事故少

運動中的傷害事故，是廣大運動員和教練員傷腦筋的問題。很多有前途的運動員，因傷害事故，不得不終止訓練，結束運動生涯。

健美運動則不然，因爲它不是對抗性的運動項目，動作難度也不大。而且，不論使用哪種鍛鍊器材，其動作均是按照人體各部結構、生理機能來進行的。

器材的重量，每個人都可以根據自己的能力來選擇，故很少有從事健美運動的人因傷害事故而淘汰，因而是一種較爲安全的運動項目。只要在鍛鍊前充分做好準備活動；在練習中按正確的技術要求去做，充分注意前、後、左、右的關係；在做某些動作時請同伴保護幫助；練習後做好放鬆活動，很少有發生傷害事故的。

(五) 鍛鍊身體　增進健康　陶冶情操　美化身心

　　人的心理活動，本質上是人腦對外界客觀事物的反映。在緊張的體力、腦力勞動之後，機體必然會產生疲勞。現代生活的節奏，也容易使人產生壓抑感及其他不良情緒。而經常進行健美鍛鍊，則可以起到調節心理活動的作用。

　　優美明快的音樂、協調有力的健身操、效果明顯的肌肉活動，均可起到調節身心的作用，產生積極的心理影響，使人有一種積極向上，追求美好未來的健康情緒。

三、怎樣才能獲得健美的體型

　　要獲得健美的體型，關鍵是兩條：意志加科學。

(一)意志堅強、刻苦訓練，是獲得健美體型的基礎

　　人所共知，健美運動的鍛鍊成分多，娛樂成分少。一般說來，體育運動是苦、樂並存。而健美運動則是苦在其前，樂在其後。開始和槓鈴、啞鈴打交道，確實有些枯燥、乏味，練後的第二天，甚至第三天肌肉仍然有些酸痛，若沒有一個明確的目標，很容易半途而廢。但只要下決心，堅持數月到半年必有成效。

　　當看到自己的肌肉明顯發達，體型明顯變化，便品嚐到練健美的甜頭，興趣也就更濃了。但任何事情都不是一帆風順的，練健美也是如此。初步嚐到甜頭可以說是闖過了第一關，緊接著就會遇到第二關。開始練健美的半年到一年裡進步很快，效果明顯。

　　一年之後，進步則變得緩慢了，有的人甚至停步不前。

這勢必影響一部分練習的熱情。這時除了在科學訓練、合理營養上找原因外，堅強的意志、刻苦的精神都能幫助你闖過第二關，使你在改造自己體格上取得成功。從而獲得身體、意志雙豐收，這是常人所不及的。

㈡ 科學訓練是獲得健美體型的保障

訓練是一門科學，不按科學規律辦事，不僅不能成功，反而會損害身體健康。要做到科學的訓練必須做到以下幾點：

1.學一點人體生理和人體解剖知識

健美運動是一項改造自己身體的運動。要改造自身，首先要了解自己的身體，學一點人體生理學和人體解剖學的知識。在生理學方面，應該知道骨骼肌的構造、收縮與發達的生理機制；在解剖學方面，應該知道主要肌肉群的解剖學位置及功能。

2.了解什麼是肌肉訓練，訓練的基本原則

何為訓練？肌肉機能如果只限於完成日常的生活活動，就得不到鍛鍊和發展。要使肌肉發展，就必須從事一些特殊的活動，即訓練。

有人從生理學的角度給訓練下了一個定義：「訓練，是利用人體對運動刺激的適應性，來使人體的機能得到儘可能發展的過程。」即：訓練，就是給身體以運動刺激，然後在恢復過程中產生訓練效果。

此外，還應了解訓練的基本原則。即超量負荷的原則：訓練負荷的量要在接近和達到人體規律允許的最大限度；循

序漸進的原則：逐漸改變負荷的強度和量；特殊性的原則：不同的訓練目的要採用不同的訓練方法。

應該了解，健美訓練發達肌肉，和其他運動員發展肌肉力量的目的是不同的。

所以，訓練方法也應該不同。訓練的效果存在於特殊性之中；可逆性的原則：所得到的訓練效果，在停止訓練之後會消失，這就是訓練效果的可逆性。

研究證明：迅速得到的訓練效果，在停止訓練之後就會很快消失；慢慢得到的效果則不會很快消失或消失。所以，爲了保持訓練的效果，就必須堅持系統地、長期地訓練。

3.在進行健美訓練之前，要進行身體狀況檢查。

因爲健美運動不僅對肌肉，而且對心肺功能要求也很高。檢查的內容應包括以下三個方面：

①到醫院或醫務室做一次全面身體檢查，是否有心肺等功能上的毛病，如果有，應該徵得醫生的同意後再進行訓練。

②進行一次體能測驗，了解自己的身體，尤其是在一定的體力負荷下，血液循環和呼吸系統的機能狀況。如果一切正常，就可以進行訓練了。

進行體能測驗的方法很多，這裡介紹一種簡易便行的方法——踏台上下運動。

【做法】 準備一個40公分高的台子或跳箱。面對台子立正站立，當聽到開始的口令後，左（右）腳先踏上台子，右（左）腳隨後跟上，然後左（右）腳先下，右（左）腳後下，還原成立正姿勢（圖1）。以每分鐘30次的節奏連續做3分鐘。從做完之後的1分到1分30秒、2分到2分30秒、3分到

3分30秒，共測三次脈搏，然後將脈搏數代入下面公式，算出判定指數。

$$判定指數 = \frac{踏台上下所做的時間（秒）\times 100}{2 \times（3次測定脈搏數的總和）}$$

註：踏台上下的時間，包括不到3分鐘所做的時間，測定脈搏的時間也是在不能繼續做的第1分鐘開始，共測3次。

根據算出的指數判定生理機能的好壞：指數在86以上的為優；71.4～85.9為良；56.5～71.3為中；41.9～56.4為差；41.9以下為很差。

③進行簡單的體格測量，並建立體格測量記錄表。記錄表上的內容除登記好原始數據外，可每隔半年測量一次，以便對照檢查。

體格測量記錄表

測量日期	身高	體重	胸圍	上臂圍		前臂圍		肩圍	腰圍	臀圍	大腿圍		小腿圍		備註
				左	右	左	右				左	右	左	右	

4.掌握正確的呼吸方法

肌肉在活動中若得不到充足的氧氣，易感疲勞。故掌握正確的呼吸方法十分重要。

練習時，一般用腹式呼吸。原則是：在做動作的過程中，凡是上體伸展、兩臂上舉、胸部擴張、肌肉收縮用力時，深吸氣；上體前屈，兩臂下放，胸部收縮、肌肉放鬆時，深呼氣。在做大運動量的動作時，須先吸氣憋氣，但在

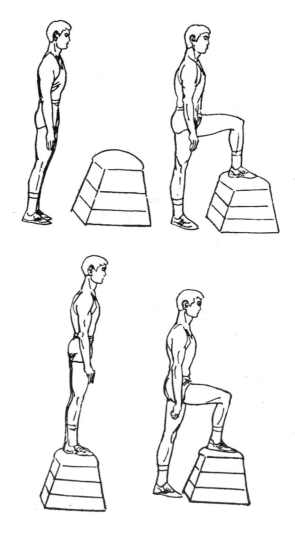

圖1

做一般動作時，不需憋氣。

5.不能盲目訓練

不盲目訓練，應包括兩個方面：一是要制定科學的訓練計劃，嚴格按照計劃進行練習，並及時總結、修改計劃，使計劃更加科學。二是每學習或練習一個動作，都應懂得該動作的功能和技術要領。

因爲每一個動作都是爲發展身體某一特定部位的肌肉或肌肉群而設計的，都有嚴格的技術要求。如果姿勢不正確，就會降低或失去應有的鍛鍊效果。

6.訓練時要精力集中

精力集中，是取得成功的重要因素。要想獲得完美的體格，不僅要有強烈的慾望，而且還要有豐富的創造力和想像力。並且要精力集中。

實驗證明：鍛鍊中若把意念高度集中在某一被鍛鍊的肌肉或肌肉群上，就能帶動更多的肌纖維參加工作，使該部肌肉或肌肉群發揮出更大的能量，來勝任超大的負荷。同時也能促進被鍛鍊部位的血液循環，使該部位在訓練中延緩疲勞，訓練後加快恢復速度，從而大大提高了訓練效果。

7.根據肌肉發展的生理學特性，不斷改變訓練強度

前面我們曾給訓練下過一個定義。其中講到，人體機能的發展，是通過對運動刺激的適應性來實現的。

正因爲如此，當人體組織——包括肌肉組織，發展到完全適應某種強度的刺激之後，若不改變刺激強度，肌肉組織的發展就會停止。所以，必須不斷改變訓練強度，來促使肌

肉組織的不斷發展。

　　一個動作的負荷，是由某個重量連續做多少次數（一組），共做多少組數來構成的。一次訓練的總負荷，則是由各個動作的負荷相加而成的。重量越大、次數和組數越多，負荷量就越大。

　　同樣的負荷、完成的時間越短、組與組之間的間歇和動作與動作之間的間歇越短，運動強度就越大。當做某一個動作時，在一組之內所做的次數越多，感到局部疲勞的程度越深，對肌肉的刺激強度也就越大。

　　還應指出，練習某個部位的肌肉，不能老是採用相同的動作。因爲習慣動作會減小對肌肉的刺激，當然也就會影響鍛鍊效果。

8.合理的營養

　　合理的營養是提高各項運動成績的必備條件。有人說健美運動員是「三分訓練、七分營養」。從營養的重要性上講，此話並不過分。運動員的營養問題是個很複雜的問題，是多少人在研究而又未徹底解決的問題。

　　這裡我們不想全面闡述健美運動員的營養，但我們想強調一個問題：健美運動員除與其他運動員一樣注意全面攝取身體所需要的營養物質外，還應比其他運動員多攝取一些蛋白質。如果飲食中没有足夠的蛋白質，即使訓練方法再科學，也不可能取得良好的訓練效果。

　　那麼，一個健美運動員需要多少蛋白質呢？這要根據體重、年齡和運動量而定。

　　一般一個健美運動員，一晝夜每公斤體重需要1.5～2克蛋白質。其中動物蛋白應占50～60％。

9.充足的睡眠

睡眠對於體力的恢復比飲食還重要。俗語説：「吃得好，不如睡得好。」睡眠對身體之所以如此重要，皆由於我們日常工作或訓練中，所消耗的體力和被破壞的組織，可在睡眠中得到補償。

第 二 章

各部肌肉的練習方法

一、頸部肌肉的練習方法

我們常用「姿態端莊、動作灑脫」來形容一個人的外在美。殊不知端莊的姿態、灑脫的動作是與發達的頸部肌肉分不開的。很難想像一個脖子細長、喉結和胸、鎖骨突出的人能稱得上是「姿態端莊」。頸部肌肉群的增強，除能使頭部保持正常的姿勢外，還可以防止頸部扭傷、消除頸項多餘脂肪、避免因頸部肌肉萎縮而引起的頸椎關節疾病。

頸肌，由淺層肌肉和深層肌肉組成。淺層包括頸闊肌、胸鎖乳突肌、舌骨上肌群和舌骨下肌群；深層肌群位於脊柱頸段的前外側，又分內側和外側兩群。頸肌中最顯著的肌肉是胸鎖乳突肌。

㈠ 單人徒手練習

1.抱頭頸屈伸

【預備姿勢】：兩腳左右開立，與肩同寬。上體正直、兩手抱頭。

【練習方法】：兩臂緩緩用力使頭部前傾，與此同時，頸肌則施以適當的抵抗力，直至頭部完全前屈爲止。頸肌稍時放鬆，頭部再慢慢抬起。這時兩臂則給予適當的抵抗力，直至頭部完全抬起爲止。用同樣的方法可使頸部左右屈伸（圖2、3）。

該練習主要是鍛鍊頸部屈伸肌群。練習時切莫用力過猛，以防頸部受傷。

此練習也可用靜力練習的方法來做，即兩臂用力的大小與頸部抵抗力相等，堅持20秒左右爲一組。

2.角力橋

【預備姿勢】：仰臥在墊子上。

【練習方法】：身體挺起成橋形。兩腳儘量向頭的方向移，用頭和兩腳支撐體重（圖4）。

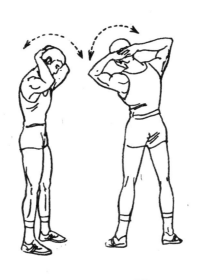

圖2　　　　　圖3

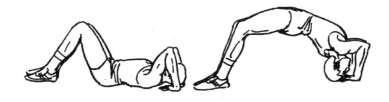

圖4

開始做時可先將頭、手、腳同時撐地，過一段後，可將兩臂抱於胸前，並使身體前後晃動，以增加頸部負擔，加大練習的強度。

該練習主要是鍛鍊頸部伸肌群。

3.俯臥成橋

【預備姿勢】：在墊子上站立。

【練習方法】：上體前傾，兩手先扶在墊子上，隨後頭頂部抵在墊子上，身體拱起，用頭和腳支撐全身重量，兩手背於背後（圖5）。身體也可前後晃動，借以增加頸部負荷。

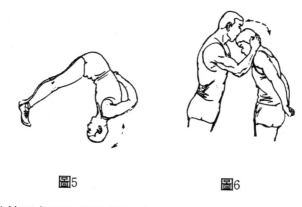

圖5   圖6

該練習主要是鍛鍊頸部屈肌群。

㈡ 雙人徒手練習

1.同伴抱頭頸屈伸

【預備姿勢】：兩人面對站立，兩腳左右開立，與肩同寬。練習者兩臂背在身後，一手握住另一手手腕。同伴兩手抱住練習者頭部。

【練習方法】：同伴緩緩用力，將練習者頭向下搬，而練習者則施以抵抗力，直至練習者頭部前傾到最大限度為止；在練習者將頭抬起時，同伴則施以抵抗力，直至練習者頭部後仰到最大限度為止（圖6）。

該練習主要鍛鍊頸部伸屈肌群。

2.抱下頜頸屈伸

【預備姿勢】：練習者跪立，上體正直，兩手叉腰。同伴兩腳前後站立，位於練習者身後，兩手抱住練習者的下頜。

【練習方法】：練習者平穩用力，頭部前傾，同伴給適當抵抗力，直至練習者頭部前傾到最大限度為止。隨後同伴緩緩用力將練習者頭部搬起，練習者則給以適當抵抗力，直至頭部後仰到最大限度為止（圖7）。

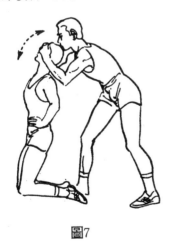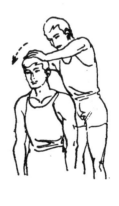

圖7　　　　　　圖8

該練習主要鍛鍊頸部伸屈肌群。

3.推頭側頸側屈伸

【預備姿勢】：練習者在前，同伴在後，各取穩固姿勢

站立。同伴左手推住練習者頭的左側，右手抓住練習者的肩膀。

【練習方法】：同伴將練習者的頭部平穩用力地推向右側，練習者則給以適當抵抗力，直至頭部向右傾斜到最大限度爲止。稍停後，練習者再用力將頭部平穩抬起，並向左傾斜，同伴則給以適當抵抗力，直至練習者頭部向左傾斜最大限度爲止，然後換一側做（圖8）。

該練習主要鍛鍊頸部伸屈肌群。

㈢ 戴頸帽的練習方法

所謂頸帽，是一種戴在頭上，耳側繫重物的練習器械（圖9）。重物的形狀不限，重量可大可小。如：可用3～4公分寬的帆布或廢舊布縫製一個頭套，再在兩耳側各縫一根帶子，並將重物繫於帶子下端。

戴上頸帽後，採取站、坐、俯卧等體位，做頸部向前後左右屈伸

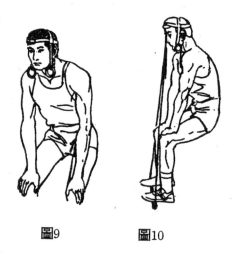

圖9　　　　圖10

及頭部扭轉動作，以此來發展頸部肌肉。

㈣ 橡皮條的練習方法

【預備姿勢】：將橡皮條的中部固定在頭上（可利用頸帽固定），兩端踩在腳下，或將橡皮條兩端固定在頭上，中

部踩在腳下，調整好橡皮條的長度。兩腳左右分開，與肩同寬。兩膝微屈，兩手扶膝（圖10）。

【練習方法】：頸部平穩用力做屈伸練習。

該練習主要是發展頸部的屈伸肌群。

㈤ 使用聯合訓練器的練習方法

肌肉力量聯合訓練器多數都設有發展頸部肌肉的練習台，其練習方法與利用橡皮條的練習方法相差無幾。所不同的是，利用橡皮條發展頸部肌肉，是利用橡皮條的彈力作爲頸部屈伸的抵抗力；而頸部肌肉訓練台加在頸部的抵抗力，則是通過懸掛鋼絲繩上的重物。

二、臂部肌肉的練習方法

臂部肌肉最能顯示男子的力量。臂是人體常裸露的部分，粗壯有力的臂膀，給人以力撥千鈞之感。所以，豐滿的雙臂，在塑造人的健、力、美三方面起著舉足輕重的作用。

臂部肌肉主要包括三角肌、肱二頭肌、肱三頭肌及前臂肌。下面分別介紹它們的練習方法。

㈠ 肱二頭肌的練習方法

肱二頭肌有長短兩頭，位於上臂前面，呈梭形，起於肩胛骨盂上粗隆、肩胛骨喙突，止於橈骨粗隆、前臂筋膜。主要機能：使上臂屈，以及前臂屈和旋外。

1.徒手練習

①壓腕臂彎舉

【預備姿勢】：兩腳左右開立，與肩同寬。上體正直，

練習臂體前伸直，手握拳，拳心向上，
異側臂手掌按住練習臂手腕（圖11）。

【練習方法】：練習臂平穩用力做
臂彎舉，異側臂給以適當抵抗力，直至
練習臂彎到最大限度爲止。

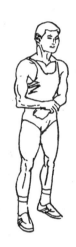

該練習也可做成靜力性練習。即當
練習臂彎屈到約90度時，兩臂用力相等，
堅持20秒左右。

②坐式臂彎起

【預備姿勢】：練習者與同伴相對
坐在地上或墊子上，腿稍分開，腳掌相
對蹬在一起。練習者兩臂前伸，兩手握
拳，拳心向上，同伴拉住其腕部。

圖11

【練習方法】：練習者兩前臂同時用力彎起，同伴給以
適當抵抗力，直至練習者兩臂完全彎屈爲止（圖12）。

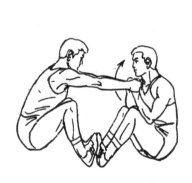

圖12

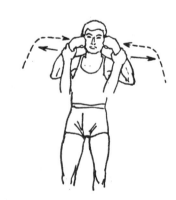

圖13

③站立體側臂彎舉

【預備姿勢】：練習者兩腳左右開立，上體正直，挺胸抬頭，取站立姿勢。兩臂側平舉，兩手握拳，拳心向上。同伴站在練習者身後，兩手握住練習者的手腕。

【練習方法】：練習者兩上臂不動，前臂用力彎起，同伴給以適當抵抗力，直至練習者兩臂彎屈到最大限度爲止（圖13）。

2.利用橡皮條拉力器和彈簧拉力器的練習

橡皮條拉力器：一般是由一根長2～4公尺的橡皮條和兩個把手構成的。用橡皮條拉力器進行練習，是一種簡便易行的好方法。首先投資少，可以自己製作。其次不受時間、場地的限制，出差旅遊，均可攜帶，隨時可進行練習。

彈簧拉力器：彈簧拉力器是多種拉力器的一種，它是由鋼絲彈簧和把手組成的。鋼絲簧一般爲五根，每根簧的拉力多爲6公斤。

①利用橡皮條拉力器做站立臂彎舉

【預備姿勢】：並腿站立，調整好橡皮條的長度，將橡皮條的中部踩在腳下（或繫在腳後的固定物上）。上體正直，兩臂自然下垂，兩手握住橡皮條的把手，掌心向前。

【練習方法】：上臂不動，兩前臂同時彎起（圖14），至最大限度爲止，再慢慢還原。

該練習也可兩臂交替做。練習方法：兩腳左右開立，與肩同寬，兩臂於體側自然下垂，一隻手同時握住拉力器的兩個把手。調整好橡皮條的長度，並將拉力器的中部繫在身後的固定物上。上臂不動，反覆做前臂的屈伸動作，之後換另一手做（圖15）。

②利用彈簧拉力器做站立臂彎舉

【預備姿勢】：兩腳左右開立，與肩同寬，上體正直。將拉力器的一個把手踩在左（右）腳下，左（右）臂體側伸直，手握拉力器的另一把手，掌心向前（圖16）。

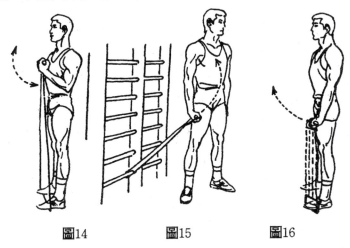

圖14　　　　圖15　　　　圖16

【練習方法】：上臂不動，前臂用力彎起，直至最大限度。慢慢還原。反覆數次後換另一隻手做。

　3.利用啞鈴和壺鈴的練習

啞鈴是鍛鍊人體各部肌肉最常用的器材之一。其種類很多，一般可分兩類：固定重量啞鈴和可調重量啞鈴。固定重量啞鈴的重量從1公斤和10公斤不等，可調重量啞鈴是一種能自由選擇重量的「加減式」啞鈴，其重量從5公斤到30公斤不等。

壺鈴也是用來鍛鍊肌肉的常用器材。壺鈴一般用生鐵鑄成，重量為10～30公斤不等。

　①站立啞鈴或壺鈴臂彎舉

【預備姿勢】：兩腳左右開立，與肩同寬。上體正直，

兩臂在體側伸直，兩手握啞鈴或壺鈴，掌心向前。

【練習方法】：上臂不動，兩前臂同時用力（或交替）彎起至最大限度（圖17）。練習時，不得借助臂和上體擺動的力量。

若握啞鈴時掌背向前，則主要發展肱二頭肌的外側頭。

該練習也可坐在凳子上進行。練習方法：坐在凳子上，上體稍前傾，屈膝，兩肘放在膝上，然後做前臂彎舉（圖18）。

②兩臂上提並彎舉

【預備姿勢】：兩腳並立，上體正直。兩臂於體側伸直，兩手握啞鈴或壺鈴，掌心向內。

【練習方法】：兩臂同時用力上提時，做前臂彎起（圖19）。練習時不得借助蹬腿和提踵的力量。

該練習除發展肱二頭肌外，還可發展三角肌、斜方肌。

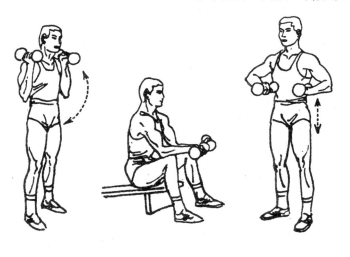

圖17　　　　　圖18　　　　　圖19

③斜板仰臥啞鈴或壺鈴臂彎舉

【預備姿勢】：仰臥在斜板上，兩腿伸直併攏。兩臂體側伸直，兩手持啞鈴或壺鈴，掌心向上。

【練習方法】：上臂緊貼體側不動，兩前臂同時用力彎起，直至完全彎屈爲止（圖20）。

④仰臥啞鈴或壺鈴臂彎舉

【預備姿勢】：仰臥在較高的凳子上（以兩臂下放時碰不到地面爲宜），兩腿彎屈，腳掌可踩在凳子上，頭部抬起，兩臂於體側下垂，兩手握啞鈴或壺鈴，掌心向前（圖21）。

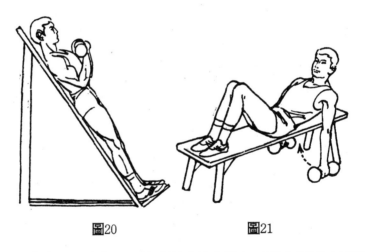

圖20　　　　　　圖21

【練習方法】：兩前臂同時用力彎起至最大限度（兩前臂也可交替做彎起）。

⑤坐式啞鈴或壺鈴臂彎舉

【預備姿勢】：坐在凳子上，兩腿彎屈分開，全腳掌著地，上體稍前傾，兩臂伸直，兩肘放在膝關節上，兩手握啞鈴或壺鈴，掌心向上。

【練習方法】：兩前臂同時（或交替）用力彎起，至兩臂完全彎屈爲止（圖22）。

4.利用槓鈴的練習

槓鈴是練健美的基本器材，分標準槓鈴、簡易槓鈴和特種槓鈴三種。不論哪種槓鈴，一般均由槓鈴槓、槓鈴片和卡箍組成。

①站立臂彎舉

【預備姿勢】：兩腳左右開立，與肩同寬。上體正直，兩臂於體側伸直，兩手反握（掌心向前）槓鈴，握距與肩同寬（也可以窄於肩或寬於肩）。

【練習方法】：兩前臂同時用力彎起，至兩臂完全彎屈爲止（圖23）練習時，不得借助上體擺動的力量。

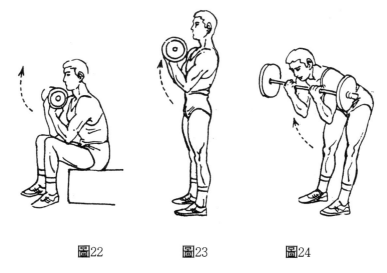

圖22　　　　圖23　　　　圖24

在做該練習時，兩手也可以正握（掌背向前）槓鈴，主要發展肱二頭肌的外側頭（長頭）。

②躬身臂彎舉

【預備姿勢】：兩腳左右開立，與肩同寬。上體前傾至與地面平行，兩臂下垂。兩手反握槓鈴、腿伸直、臀部稍後坐，借以對抗槓鈴的拉力。

【練習方法】：兩前臂同時用力彎起，至兩臂完全彎屈爲止（圖24）。練習時，上體、上臂保持不動。爲避免拉上臂的動作，同伴可在其身後推住練習者的肘部。

③斜板仰臥臂彎舉

【預備姿勢】：仰臥在斜板上，兩腳分開踩在斜板的踏板上，兩臂於體側伸直，兩手反握槓鈴，握距與肩同寬。

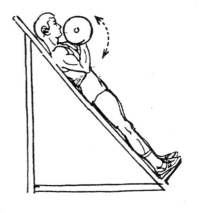

圖25

【練習方法】：上臂不動，兩前臂同時用力彎起，至兩臂完全彎屈爲止（圖25）。

④俯臥臂彎舉

【預備姿勢】：俯臥在高凳上（凳子的高度以兩臂下垂時，槓鈴接近地面爲宜），兩腿併攏伸直，兩臂自然下垂，兩手反握槓鈴（圖26）。

【練習方法】：上臂不動，兩前臂同時用力彎起，至最大限度，然後慢慢還原。練習時，不得借助雙臂擺動的力量。

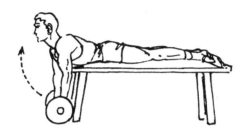

圖26

⑤上臂固定臂彎舉

【預備姿勢】：兩腳左右開立，與肩同寬，上體稍前傾，兩臂伸直放在斜板上，兩手反握槓鈴。

【練習方法】：兩前臂用力彎起，至完全彎屈為止（圖27）。

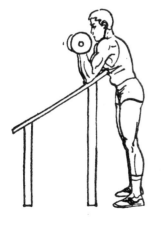

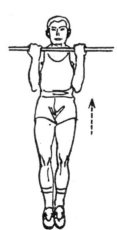

圖27　　　　　圖28

5.其他練習

①反握單槓引體向上

【預備姿勢】：兩手反握單槓，與肩同寬，兩臂伸直，身體懸垂。

【練習方法】：兩臂同時用力將身體拉起，至槓面與胸部接觸爲止（圖28），還原時要慢。引體時，不得借助身體擺動和蹬腿的力量。若徒手做較容易時，可在腿上附一重物，如槓鈴片等。

②單槓屈臂懸垂

【預備姿勢】：同「①」。

【練習方法】：兩臂同時用力將身體拉起，至兩臂完全彎屈爲止。然後放開一手，另一臂則保持彎屈，使身體懸垂，堅持15～20秒，兩臂交換進行（圖29）。

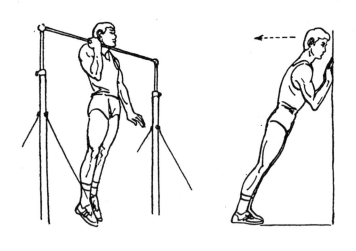

圖29　　　　　　　　圖30

(二) 肱三頭肌的練習方法

肱三頭肌位於上臂後面，有長頭、外側和內側三個頭。起於肱骨外上髁，止於尺骨上1/4的背面。主要機能：使前臂伸。

1.徒手練習

①對牆臂推伸

【預備姿勢】：面對牆壁站立，兩腳離牆的距離略大於臂長。

【練習方法】：身體前倒，兩手扶牆、順勢彎屈手臂，當頭部快要接觸牆時，兩臂用力推起還原成預備姿勢（圖30）。

②仰臥撐：

【預備姿勢】：兩臂體後彎屈，兩手撐在台子或椅子上，手指向前，兩腿伸直併攏，腳跟著地，臀部下沉儘量接近地面（圖31）。

【練習方法】：兩臂同時用力推起，至完全伸直爲止。與此同時，將整個身體撐起成平直仰臥姿勢，然後還原。還原時，兩臂儘量彎屈。如需加大動作難度，可將兩腳墊高，或在腹部加一重物。

③背對牆壁靜力支撐

【預備姿勢】：背對牆壁站立，兩腿併攏，離牆約一步距離。

【練習方法】：身體緩緩向後傾倒，使其靠在牆上，兩臂於體側伸直，手指向下扶在牆上。然後兩臂同時用力將身體撐離牆壁，堅持15～20秒（圖32）。

④手倒立臂屈伸

【預備姿勢】：靠牆成手倒立，兩手距離與肩同寬（圖33）。

【練習方法】：兩臂緩緩彎屈至最大限度，接著兩臂同時用力推起，至完全伸直爲止。

該練習需要較大的臂力，開始可在同伴的幫助下完成。方法是：練習者成倒立，同伴在其身後抓住兩腳腕。同伴的作用是：一方面幫助練習者保持平衡；另一方面是幫助練習者屈臂和推起。

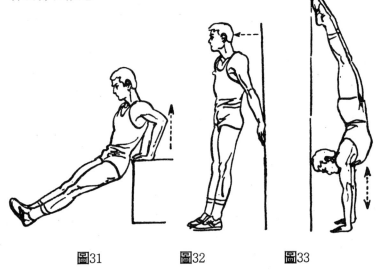

圖31   圖32   圖33

⑤頭上臂屈伸

【預備姿勢】：練習者兩腳左右開立，與肩同寬。上體正直，兩臂肩上彎屈，雙手握住毛巾的一頭，同伴站其身後，雙手抓住毛巾的另一頭（圖34）。

【練習方法】：練習者上臂不動，前臂向前上拉，直至兩臂完全伸直爲止。與此同時，同伴則給以適當的抵抗力。

⑥頭後壓腕臂屈伸

【預備姿勢】：兩腳左右開立，與肩同寬。上體正直，練習臂上舉，前臂在肩上彎屈，手握拳，異側臂手掌拉住練習臂手腕（圖35）。

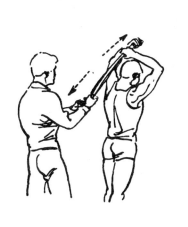 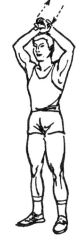

圖34　　　　　　　　圖35

【練習方法】：練習臂用力伸直，異側臂給以適當阻力，直至練習臂完全伸直爲止。在做練習的過程中，上臂要始終保持不動。

2.利用橡皮條拉力器和彈簧拉力器的練習

①利用橡皮條拉力器做躬身前臂伸拉

【預備姿勢】：將橡皮條拉力器的中部繫在體前約與腰同高的固定物上。調整好距離，兩腳分開，與肩同寬，躬身站立。兩臂體側彎屈，兩手握住拉力器的把手。

【練習方法】：兩上臂緊貼身體不動，只做前臂的屈伸動作（圖36）。

　　②利用橡皮條拉力器
做仰臥前臂伸拉

　　【預備姿勢】：仰
臥，兩腿併攏伸直。將拉
力器的中部繫在頭前30公
分高的固定物上。兩臂於
體側彎屈，兩手握拉力器
的把手，掌心向上。

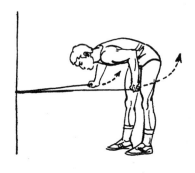

圖36

　　【練習方法】：兩上
臂緊貼身體不動，只做前
臂的屈伸動作（圖37）。

　　③利用橡皮條拉力器
做頸後臂伸拉

　　【預備姿
勢】：兩腿前後
（或左右）開
立，上體正直。
兩臂頸後彎屈，
上臂緊貼兩耳，
兩手並握拉力器
把手，掌背向

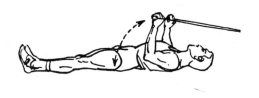

圖37

上。拉力器的中部繫在身後的固定物上（圖38）。

　　【練習方法】：上臂不動，前臂用力向上伸拉，至兩臂
完全伸直爲止。

　　④利用彈簧拉力器做頸後臂伸拉

　　【預備姿勢】：兩腳左右開立，略寬於肩。上體正直，
練習臂肩上彎屈，手握拉力器一端的把手，掌心向上；另一

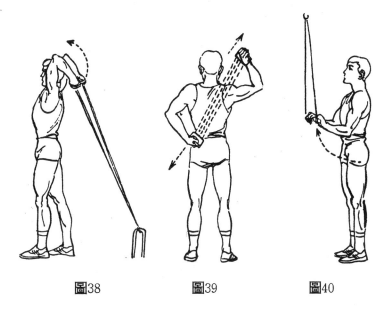

圖38　　　　　　圖39　　　　　　圖40

臂於體後腰間彎屈處，手握拉力器的另一端把手（圖39）。

【練習方法】：練習臂上臂不動，前臂用力向上拉，至臂完全伸直爲止。還原時，動作要慢。

⑤利用橡皮條拉力器或彈簧拉力器，做站立前臂胸前下拉

【預備姿勢】：兩腳左右開立，與肩同寬。上體正直，將橡皮條拉力器的中部（或彈簧拉力器的一把手）繫在頭上固定物上，兩臂於體側彎屈，兩手握住拉力器的把手，掌心向前。

【練習方法】：上臂不動，兩前臂用力下拉，直至兩臂完全伸直爲止（圖40）。還原時動作要慢。

⑥利用橡皮條拉力器或彈簧拉力器做跪式肘固定前臂伸拉

【預備姿勢】：面對一方凳跪下，上體前傾，兩肘和前

額放在凳子上，兩臂頭側儘量彎屈，兩手並握拉力器的把手（圖41）。

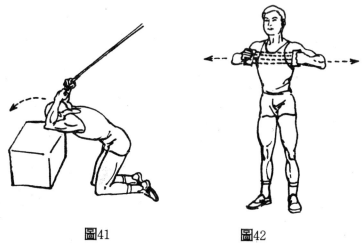

圖41　　　　　　　　圖42

【練習方法】：上臂不動，兩前臂向前下方伸拉，直至兩臂完全伸直爲止。

⑦利用彈簧拉力器做胸前臂伸拉

【預備姿勢】：兩腳左右開立，與肩同寬。上體正直，兩臂胸前平屈，兩手握住拉力器的把手（圖42）。

【練習方法】：兩前臂同時用力側平拉，直至兩臂完全伸直爲止。還原時，動作要慢。

3.利用啞鈴和壺鈴頸後臂屈伸

①啞鈴或壺鈴頸後臂屈伸

【預備姿勢】：兩腳左右開立，與肩同寬（或坐在凳子上）。上體正直，兩臂肩上彎屈，兩手握啞鈴或壺鈴（或兩手並握壺鈴、啞鈴）（圖43）。

【練習方法】：兩前臂同時用力向上伸直，直至完全伸

直爲止。在練習過程中，上臂始終保持不動，不得借助上體擺動的力量。

②啞鈴躬身臂屈伸

【預備姿勢】：兩腳左右分開，躬身站立；兩臂體側彎屈，兩手握啞鈴。

【練習方法】：兩前臂同時用力向後上伸直，至兩臂完全伸直爲止。在練習過程中，上體不得抬起，上臂緊貼軀幹保持不動（圖44）。

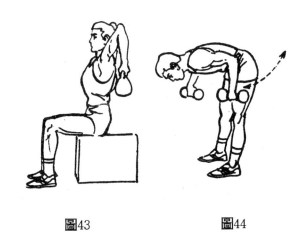

圖43　　　　　　　　　　　圖44

4.利用槓鈴的練習

①頸後臂屈伸

【預備姿勢】：兩腳左右開立，與肩同寬（或坐在凳子上）。上體正直，兩臂肩上彎屈，兩手反握槓鈴，握距與肩同寬（也可以窄於肩）。

【練習方法】：兩前臂同時用力向上伸直，直至完全伸直爲止。練習中，上臂要緊貼耳邊，上體不得擺動（圖45）。

②仰臥臂屈伸

【預備姿勢】：練習者仰臥在長凳上，兩腿屈膝分開，全腳掌著地。兩臂向上伸直，兩手正握槓鈴，同伴騎站在練習者胸部，兩手扶住練習者肘部（圖46）。

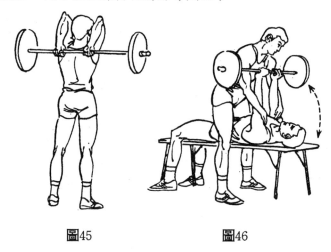

圖45　　　　　　　　圖46

【練習方法】：同伴將練習者的上臂固定，練習者兩臂慢慢彎屈，至最大限度，接著用力向上伸直，直至完全伸直為止。

③窄握距臥推預備

【姿勢】：仰臥在長凳上，兩臂體側彎屈，兩手正握槓鈴，握距約30公分，頭抬起（圖47）。

【練習方法】：兩臂同時用力將槓鈴推

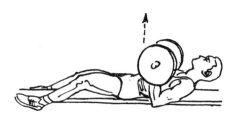

圖47

起,至兩臂完全伸直爲止。

④站立體後上臂屈伸

【預備姿勢】:兩腿左右分開,與肩同寬。上體正直,兩臂身後伸直,兩手正握槓鈴,握距與肩同寬,槓鈴杆挨近臀部(圖48)。

【練習方法】:兩臂伸直,同時用力向後上方舉,至最大限度後還原。練習過程中,不得借助身體擺動的力量。

(三) 三角肌的練習方法

三角肌,呈三角形,遮蓋肩關節。起於鎖骨三角肌粗隆、肩胛骨肩峰、肩胛岡,止於肱骨三角肌粗隆。主要機能:使上臂外展、屈、伸和旋內、旋外。

1.徒手練習──壓腕前上舉

【預備姿勢】:兩腳左右開立,與肩同寬。上體正直,練習臂體前伸直,手握拳,拳背向上,另一臂手掌抓住練習臂手腕(圖49)。

【練習方法】:練習臂直臂上舉,另一臂給以適當阻力,直至練習臂舉到頭上爲止。

該練習也可做成靜力性練習:當練習臂舉到與地面平行時,兩臂用力相等,堅持15～20秒。

2.利用橡皮條拉力器和彈簧拉力器的練習

①利用橡皮條拉力器做直臂上拉

【預備姿勢】:兩腳併攏站立,上體正直。調整好拉力器的長度,將拉力器中部踩在腳下。兩臂前平舉,兩手握住拉力器的把手,拳心向下(圖50)。

【練習方法】:兩臂伸直用力向上拉至最大限度。還原時,動作要慢。

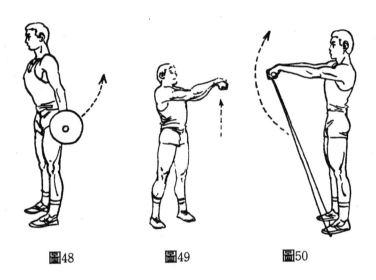

圖48   圖49   圖50

　②利用彈簧拉力器做前上拉

　【預備姿勢】：兩腳左右開立，與肩同寬。上體正直，練習臂前平舉，手握拉力器一端的把手，掌心向下；另一臂體前伸直，緊貼軀幹，手握拉力器另一端把手，掌心向下。

　【練習方法】：練習臂直臂向前上拉至最大限度（圖51）。練習過程中，上體要保持挺胸、直背、收腹。如果單臂做練習有困難時，可雙臂做前平拉。即一腳踩拉力器的一端把手，兩臂伸直，兩手並握拉力器的另一端把手（圖52）。

　③利用橡皮條拉力器做仰臥斜上拉

　【預備姿勢】：仰臥在長凳上，把橡皮條繫在腳後略高於仰臥高度的固定物上。兩手在體前握住橡皮條的把手（圖53）。

　【練習方法】：兩臂同時用力做斜上舉的上拉動作，直至最大限度。練習過程中，兩臂不得彎屈。

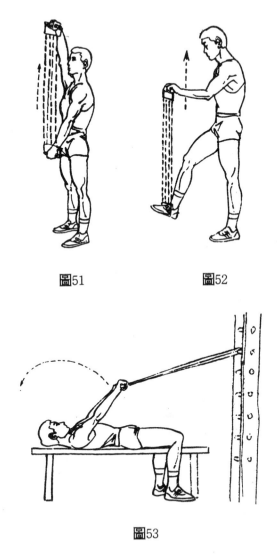

圖51　　　　　　　　圖52

圖53

④利用橡皮條拉力器做躬身前上拉

【預備姿勢】：將拉力器的中部繫在身後的固定物上，併腿立於兩根橡皮條之間，上體前傾，兩臂自然下垂，兩手握住拉力器的把手。

【練習方法】：兩臂伸直向前上方拉至最大限度（圖54）。練習過程中上體保持不動。

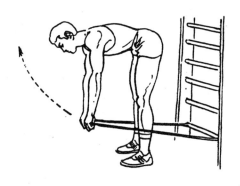

圖54

3.利用啞鈴和壺鈴的練習
①啞鈴或壺鈴側平舉

【預備姿勢】：兩腳左右開立，與肩同寬。上體正直，兩臂體側伸直，兩手握啞鈴或壺鈴，掌背向外。

【練習方法】：兩臂伸直，同時用力做側平舉，還原時動作要慢（圖55）。練習過程中，不得提踵或蹬腿，以免借助腿部力量，影響練習效果。

該練習還可做成前平舉，主要發展三角肌前群部分（圖56），也可做成躬身飛鳥，主要發展三角肌的後群部分（圖57）。

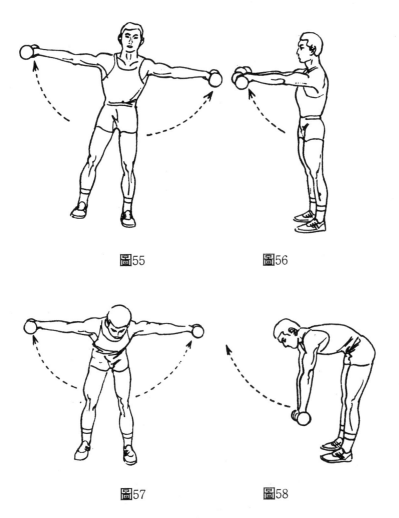

圖55　　　　　　圖56

圖57　　　　　　圖58

②啞鈴或壺鈴躬身前上舉

【預備姿勢】：兩腳左右開立，與肩同寬。上體前傾，兩臂自然下垂，兩手握啞鈴或壺鈴，掌背向前。

【練習方法】：兩臂伸直，並平穩地用力向前上方舉，直至最大限度爲止（圖58）。練習中，上體要始終保持不動，不要借助臂和上體擺動的力量。

③啞鈴或壺鈴推舉

【預備姿勢】：兩腳左右開立，與肩同寬（或坐在凳子上）。上體正直，兩臂彎屈，手持啞鈴或壺鈴於肩上，掌心相對。

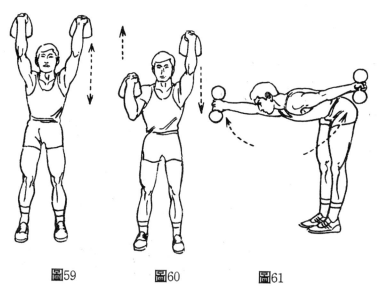

圖59　　　　圖60　　　　圖61

【練習方法】：兩臂同時（或單臂做，或兩臂交替做）平穩地用力，並向上推起（圖59、60），直至兩臂完全伸直爲止。上推時不得借助提踵或蹬腿的力量。

④啞鈴躬身前後擺

【預備姿勢】：躬身站立，兩腳左右分開或併攏，兩臂自然下垂，兩手握啞鈴，掌背向前。

【練習方法】：一臂向前向上擺動的同時，另一臂則向後向上擺（圖61）。幅度越大越好。

⑤啞鈴前平舉，上下或左右擺動

【預備姿勢】：取穩固地站立姿勢，上體正直，兩臂前平舉，兩手握啞鈴。

【練習方法】：兩臂伸直，做上下或左右交替擺動動作（圖62）。

⑥啞鈴側上舉

【預備姿勢】：兩腳左右開立，與肩同寬。上體正直，兩臂體側伸直，兩手握啞鈴，掌背向外。

【練習方法】：兩臂同時用力，由側平舉至側上舉（圖63）。

該練習還有兩種做法】：一是當兩臂舉至側平舉時，轉腕使掌心向上，繼續做側上舉；二是預備姿勢時，兩手握啞

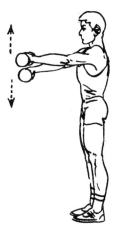

圖62

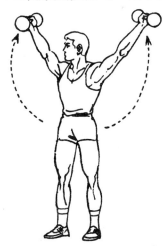

圖63

鈴，掌心向外，主要發展三角肌的前群部分。

⑦啞鈴斜上舉

【預備姿勢】：兩腳左右開立，與肩同寬。兩腿稍屈，兩臂體側彎屈，兩手握啞鈴，掌背向上。

【練習方法】：兩臂交替（或同時）向斜上方推舉(圖64)。

4.利用槓鈴的練習

①正、反握槓鈴推舉

【預備姿勢】：兩腳左右開立，與肩同寬。上體正直，兩臂肩側屈，兩手正（反）握槓鈴，握距略寬於肩，槓鈴杆置於胸上。

【練習方法】：兩臂平穩用力將槓鈴推起，直至兩臂完全伸直為止（圖65）。練習過程中，不得借助腿的蹬伸力量。

該練習也可坐在凳子上做。

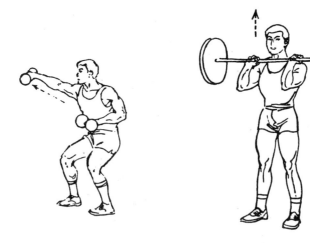

圖64　　　　　　　圖65

②頸後推

【預備姿勢】：兩腳左右開立，與肩同寬。上體正直，兩臂肩側屈，兩手正握槓鈴，置於頸後肩上，握距略寬於肩（圖66）。

【練習方法】：兩臂同時用力向上推起，直至兩臂完全伸直爲止。放下還原時，動作要慢，注意別碰傷頭部。

該練習也可坐在凳子上做。

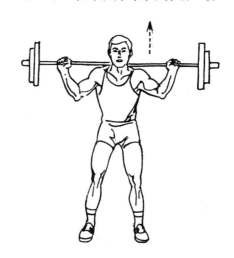

圖66

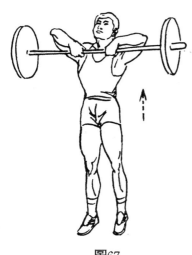

圖67

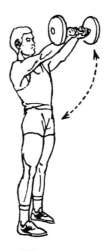

圖68

③提鈴至胸

【預備姿勢】：兩腳左右開立，與肩同寬。上體正直，兩臂於體前伸直，兩手正握槓鈴，握距窄於肩。

【練習方法】：兩臂平穩用力向上提拉槓鈴至胸（圖67）。向上提拉槓鈴時，肘關節應儘量外展。

④前平舉或前上舉

【預備姿勢】：兩腳左右開立，與肩同寬。上體正直，兩臂體側伸直，兩手正握槓鈴，握距同肩寬。

【練習方法】：兩臂伸直平穩用力地做前平舉或前上舉（圖68）。練習過程中不得借助上體擺動的力量。

四 前臂肌肉的練習方法

前臂肌分前後兩群，前群位於前臂的掌側面和內側面。包括屈肘、屈腕、屈指和使前臂旋內的肌肉；後群位於前臂的背側面和外側面。包括伸指、伸腕和使前臂旋外的肌肉。

一般地講，無需對前臂肌肉進行專門的練習，因為上肢的每項練習，幾乎都是通過手來完成的，也就是說，每項練習都不同程度的使前臂得到鍛鍊。但是，如果你的前臂圍低於正常水平的話，就必須對前臂進行專門地訓練。而在對前臂肌肉進行訓練的時候，必須掌握兩個原則：

一是多重複，即每組所做的次數要多於其他部位的練習；

二是高密度，即組與組之間的間隔時間要短。

下面介紹幾種練習方法。

1.掰手腕（以掰右手為例進行說明）

【預備姿勢】：兩人相對，左腿跪地，右腿屈膝下蹲，右臂彎屈，肘放在右膝上，右手互握（圖69）。

【練習方法】：兩人同時扣手腕，向左側掰。練習中，

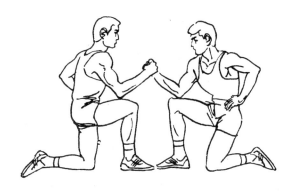

圖69

上體要保持正直，肘部不得抬起。此練習也可俯臥在墊子做或坐在凳子上，將臂放在桌子上做。

2.啞鈴扣手腕

【預備姿勢】：兩腳左右開立，與肩同寬。上正直，兩臂體側伸直，兩手握啞鈴，掌背向外。

【練習方法】：兩臂伸直，手腕反覆屈曲內扣（圖70）。

3.啞鈴側平舉臂扭轉

【預備姿勢】：兩腳左右開立，與肩同寬。上體正直，兩手握啞鈴，兩臂側平舉。

【練習方法】：兩臂迅速前後扭轉（圖71）。

4.槓鈴腕屈伸

【預備姿勢】：坐在凳子上，兩腿分開，上體稍前傾，兩前臂放在大腿上，手腕在膝外懸空，兩手反握槓鈴。

【練習方法】：兩手腕反覆做屈伸動作。爲了加大難度，提高練習的效果，伸腕時，可將槓鈴置於四個指頭上（圖72）。

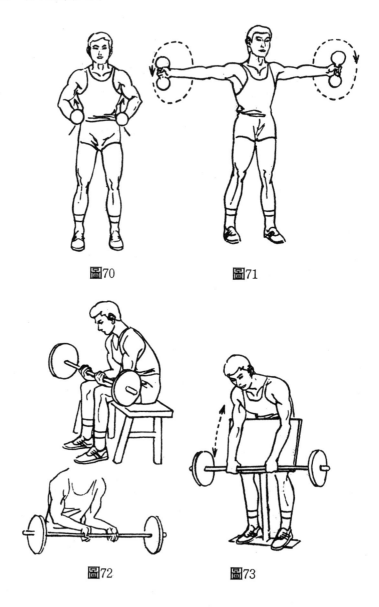

圖70　　　　　　　　圖71

圖72　　　　　　　　圖73

該練習的另外一種做法是：正握槓鈴做。

5.斜板臂彎舉

【預備姿勢】：正握槓鈴，握距與肩同寬，把前臂放在一塊斜度約爲45度的木板上（圖73）。

【練習方法】：兩前臂同時用力彎起，至完全彎屈爲止。該練習除發展前臂肌群外，還發展肱二頭肌。

6.站立啞鈴臂彎舉

【預備姿勢】：兩腳並立，上體正直。兩臂體側伸直，兩手握啞鈴，掌心向內。

【練習方法】：兩前臂同時（或交替）用力彎起（虎口向上），至完全彎屈爲止（圖74）。

該練習還有一種做法：握啞鈴時掌背向前，彎起時掌背向上。

7.手指抓握啞鈴

【預備姿勢】：將拇指及拇指根部放在槓鈴的橫杆上或其他橫棍上，其餘四指抓住一只啞鈴（圖75）。

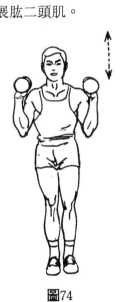

圖74

【練習方法】：四指反覆做握住放開動作。

8.抓握啞鈴上下擺動扣繞環

【預備姿勢】：坐在凳子上，將左肘放在左膝上，左手握啞鈴頭（圖76）。

【練習方法】：①做腕關節屈伸動作，使啞鈴上下擺動；②腕關節繞環。兩臂交替做（也可以一手抓一個啞鈴同時做）。

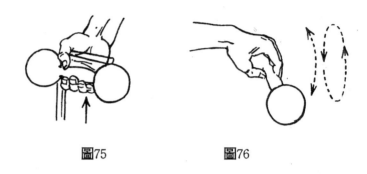

圖75　　　　　　　　　圖76

三、胸大肌的練習方法

　　胸部挺拔、豐滿、結實、線條分明，是人體美的主要標誌。所以，每個練健美的人，都很重視胸大肌的練習。胸大肌位於胸前皮下，爲扇形扁肌。

　　主要機能：使上臂屈、內收和旋內。

　1.徒手練習

　①俯臥撑

　【預備姿勢】：兩手撑地，與肩同寬。兩臂伸直，兩腿併攏，腳尖著地，身體成前高後低的俯臥姿勢。

　【練習方法】：屈臂時整個身體下降，至胸部乃至全身接近地面爲止，然後兩臂同時平穩地用力推起，要求整個身體同時起落（圖77）。

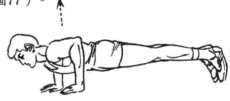

圖77

　　該練習可改為推起後加擊手的動作，借以提高練習的難度和興趣（圖78）。

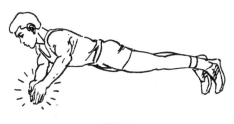

圖78

　　俯臥撐的做法很多：臂部力量較弱的人在初做俯臥撐時，可將手扶在較高的物體上（圖79），臂部力量較強的人，可將腳踩在高於肩的物體上，或做負重俯臥撐（圖80）。兩手距離及兩肘內收或外展的姿勢不同，其效果也不同，故在訓練時，各種形式的俯臥撐均應該做。

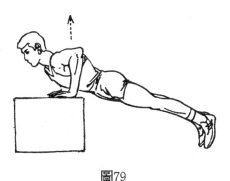

圖79

②雙槓臂屈伸

【預備姿勢】：人體於槓端或槓中屈臂支撐懸垂，兩槓

面距離略寬於肩，兩肘儘量外展。

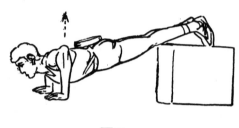

圖80

【練習方法】：兩臂同時用力推起，至兩臂完全伸直爲止（圖81）。在做練習時，不得借助身體擺動的力量。

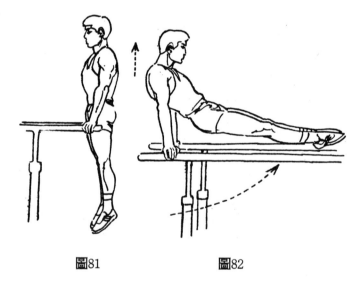

圖81　　　　　圖82

與該練習相似的有雙槓前擺上。預備姿勢：人體於槓端或槓中直臂支撐懸垂。練習方法：先做幾次前後擺動，待感

到動作平穩後，在向前擺的同時完成屈臂和推起的動作。即當身體由後向下擺時，屈臂；當身體由下向上擺時，推起（圖82）。初練者，可減小擺動的幅度，以減少臂的負荷。

③雙人撐臥推

【預備姿勢】：練習者仰臥在墊子上，兩腿伸直併攏，兩臂肩側屈。兩肘儘量外展，掌心向上，同伴站在練習者頭前或腳的兩側，身體成平直俯臥姿勢，屈臂與練習者的手互握。

【練習方法】：練習者的兩臂要平穩地用力並垂直向上推起，至兩臂完全伸直爲止（圖83）。

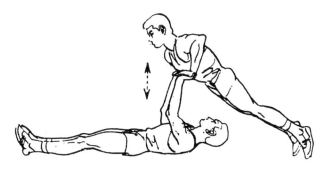

圖83

④雙人仰臥推舉

【預備姿勢】：練習者仰臥在墊子上，兩腿伸直併攏，手掌向上，兩臂彎屈，同伴坐在練習者的兩手掌上（圖84）。

【練習方法】：練習者兩臂同時用力，向前上方推起，至兩臂完全伸直爲止。還原時，動作要慢。

⑤兩人相拐互拉

【預備姿勢】：兩人背靠背坐在墊子上，兩腿彎屈，全腳掌著地，兩臂相拐（圖85）。

【練習方法】：一方先用力向自己的胸前拉，至最大限度。與此同時，另一方則給以適當阻力，接著再向回拉。先拉的一方也給以適當阻力，如此反覆。另一種做法是：雙方同時用力向自己一方拉，相持20秒左右爲一組。

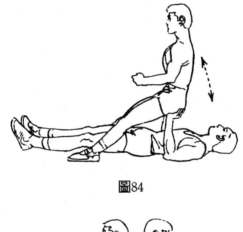

圖84

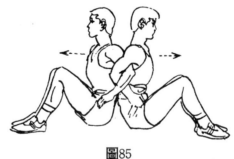

圖85

2.利用橡皮條拉力器和彈簧拉力器的練習：

①用橡皮條拉力器做前平拉

【預備姿勢】：兩腳左右開立，與肩同寬。上體正直，調整好拉力器的長度，將中部繫在身後的固定物上。兩臂側

平舉，兩手分別握住拉力器的兩個把手。

【練習方法】：兩臂伸直，同時用力向胸前拉至前平舉，使兩手靠攏爲止（圖86）。還原時，動作要慢。

②利用橡皮條拉力器做仰臥推拉

【預備姿勢】：仰臥在長凳上，將拉力器的中部固定在垂直於肩部的長凳下，兩臂肩側屈，兩肘儘量外展，兩手握拉力器把手。

【練習方法】：調整好拉力器的長度後，兩臂同時平穩用力向上推拉，至兩臂完全推直爲止。還原時，動作要慢（圖87）。

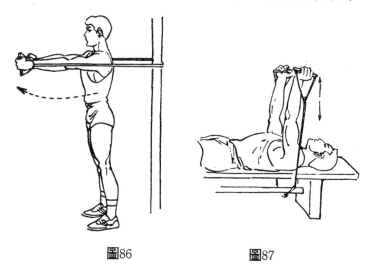

圖86　　　　　　圖87

③利用彈簧拉力器做前平拉

【預備姿勢】：將兩個彈簧拉力器的一端把手，同繫在身後約與肩同高的固定物上，調整好距離，兩腳左右分開，立於拉力器前。兩手分別握住拉力器的另兩個把手，兩臂伸直，儘量成後平舉（圖88）。

【練習方法】：兩
臂伸直，同時平穩用
力，向前平拉至最大限
度。

④利用橡皮條拉力
器或彈簧拉力器做站立
推拉

【預備姿勢】：將
橡皮條拉力器的中部或
彈簧拉力器一端的把
手，繫在低於自己肩部
的固定物上。然後找好
距離，背對拉力器，兩
腳左右開立。右臂體側

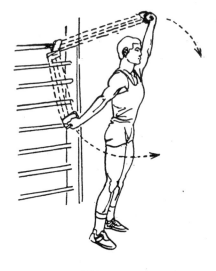

圖88

彎屈，右手握拉力器的把手，掌背向外（圖89）。

【練習方法】：右臂向前上方推拉，直至臂部完全伸直
為止。還原時，動作要慢。

⑤利用橡皮條拉力器做十字下拉

【預備姿勢】：將拉力器的中部繫在頭上的固定物上，
兩腳左右分開，站在拉力器下，兩臂上舉，握住拉力器的把
手（圖90）。

【練習方法】：兩臂稍屈，同時用力向下拉。兩手在頸
前相接觸，然後還原。第二次再向下拉時，兩手在胸前相接
觸，而第三次向下拉時，兩手經體側在腹前相接觸，如此反
覆。向下拉時，兩手終止的部位不同，所發展的胸大肌的部位
也不同。第一次下拉，是發展胸大肌的上部；第二次下拉，是
發展胸大肌的中部；第三次下拉，是發展胸大肌的下部。

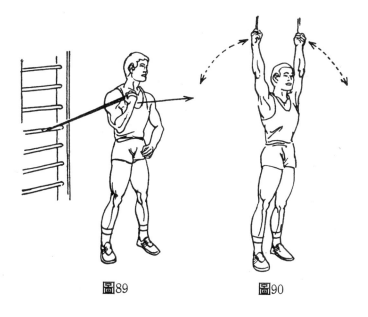

圖89　　　　　　　圖90

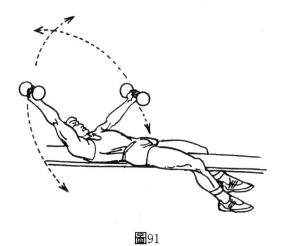

圖91

3.利用啞鈴和壺鈴的練習：

①啞鈴或壺鈴仰臥飛鳥

【預備姿勢】：仰臥在墊子或長凳上，兩腿併攏伸直，兩臂側平舉，兩手握啞鈴或壺鈴，掌心向上。

【練習方法】：兩臂伸直或稍屈，同時平穩用力向上舉，至兩器機在胸上接觸爲止（圖91）。

該練習也可在斜板上做（圖92）。

②壺鈴或啞鈴仰臥推舉

【預備姿勢】：仰臥在長凳上，兩腿在凳側或凳端彎屈，腳掌著地，兩臂於體側彎屈，手握壺鈴或啞鈴，兩肘儘量外展（圖93）。

【練習方法】：兩臂同時平穩地用力，並將壺鈴或啞鈴向上推起，至兩臂完全伸直爲止。

③壺鈴或啞鈴仰臥直臂繞環

【預備姿勢】：仰臥在高長凳上（以兩手碰不到地面爲宜），兩手握壺鈴或啞鈴，兩臂朝胸前上舉。

【練習方法】：兩臂同時向後、向下、向前、向上繞環，數次後，再朝反方向做（圖94）。向下繞環時要控制好速度，不要過快。

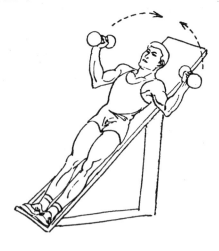

圖92

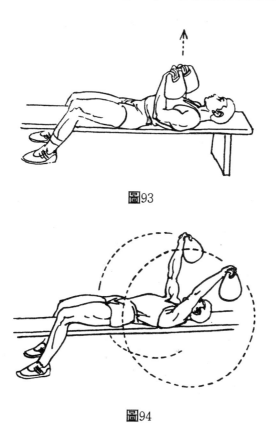

圖93

圖94

④啞鈴側平舉接前平舉

【預備姿勢】：兩腳併立，上體正直。兩臂於體側伸直，兩手握啞鈴，掌背向外（圖95）。

【練習方法】：兩臂同時用力做側平舉，當手到達側平舉的位置後，掌心轉向前，接著做前平舉。該練習的前一半是發展三角肌，後一半則是發展胸大肌。

⑤仰臥啞鈴頭上舉

【預備姿勢】：仰卧在長凳上(或墊子上)，兩腿分開，兩腳掌著地。兩臂於體側伸直，兩手握啞鈴，掌背向上。

【練習方法】：兩臂同時用力平穩地向上、向頭上舉，到頭上後，還原（圖96）。

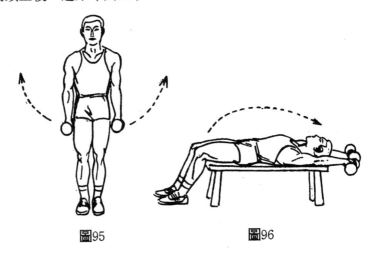

圖95　　　　　　　圖96

⑥俯卧啞鈴側滾動

【預備姿勢】：在水泥地上，兩手握活動啞鈴，兩臂伸直，身體成俯卧撐姿勢。

【練習方法】：兩臂同時將啞鈴向兩側滾動，至最大限度為止（以兩手能收回為限）。按著兩臂用力收回，還原成預備姿勢（圖97）。在練習過程中，兩臂應始終保持伸直。

4.利用槓鈴的練習

①頸上推

【預備姿勢】：仰卧在長凳上，兩腿彎屈，兩腳相疊懸空，兩手寬握槓鈴，兩臂體側彎屈，兩肘儘量外展，槓鈴杆位於頸根部（圖98）。

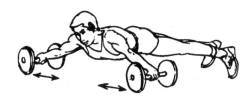

圖97

【練習方法】：兩
臂同時用力將槓鈴推
起，至兩臂完全伸直爲
止。此練習是發展胸大
肌上部的肌肉。從技術
上講，除寬握、兩肘儘
量外展外，槓鈴杆運行
的路線，應是頸根部的
垂直線。

②一般臥推

【預備姿勢】：仰
臥在臥推架（或長凳）

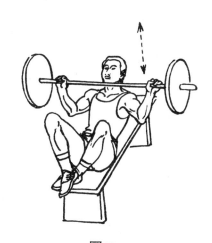

圖98

上，兩腿分開，兩腳掌著地，兩手寬握槓鈴，兩肘儘量外展。

【練習方法】：兩臂同時用力，先將槓鈴從臥推架上取
下，然後慢慢下放。當槓鈴杆接觸胸部時，再用力推起，至
兩臂完全伸直爲止（圖99）。槓鈴杆運行的路線是胸中部的
垂直線。此練習主要是發展胸大肌中部的肌肉。

③斜板上仰臥推舉

所謂斜板上仰臥推舉，即頭高腳低的仰臥推舉
（圖100），此練習主要是發展胸大肌的上部肌肉。

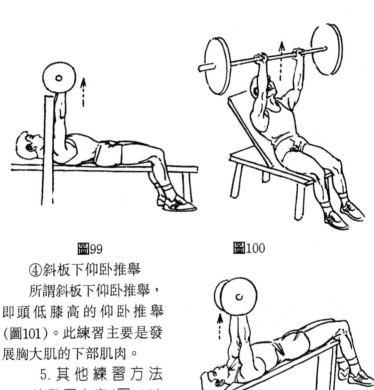

圖99　　　　　　　　　圖100

④斜板下仰臥推舉

所謂斜板下仰臥推舉，
即頭低膝高的仰臥推舉
（圖101）。此練習主要是發
展胸大肌的下部肌肉。

5.其他練習方法
——俯臥壓十字（圖102）

【預備姿勢】：俯
臥，兩腿併攏伸直，腳尖

圖101

放在高約40～50公分的台子上。兩手扣握離地約40～50公分
高的吊環，使身體成俯撐姿勢。

【練習方法】：兩臂伸直，徐徐向兩側分開，成俯撐十字姿勢，然後再壓回成俯撐姿勢。因該練習難度較大，開始練習時，可在同伴的幫助下完成。

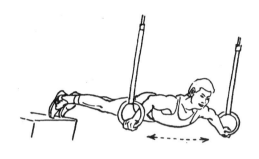

圖102

四、背部肌肉的練習方法

一個健美的男子，背部應該呈「倒三角形」。如果說發達的三角肌，塑造了這個三角形的一個邊的話，那麼，發達的背闊肌則塑造了另外兩個邊。正因爲有豐滿、結實、寬闊的背闊肌，才能給人以背寬體闊之感，才能顯現出強壯有力的身軀。背部肌肉主要包括面積最大的背闊肌和斜方肌等，下面我們就分別介紹它們的練習方法。

㈠ 斜方肌的練習方法

斜方肌，位於背部和項部的皮下，一側呈三角形，兩側相合呈斜方形，起於枕外粗隆項韌帶、第七頸椎棘突、全部

胸椎棘突，止於肩胛岡、肩峰及鎖骨外1/3處。主要機能是：使肩胛骨上提、後縮、下降，使頭和頸側屈，脊柱伸直等。

1.徒手練習

①坐式擴胸

【預備姿勢】：練習者坐在墊子上，兩腿伸直併攏，上體正直。兩臂前平舉，兩手握拳，同伴站其身後，躬身，從外側抓住練習者的前臂（圖103）。

【練習方法】：練習者平穩用力做擴胸運動，同伴給以適當的抵抗力，直至練習者兩臂成側平舉為止。

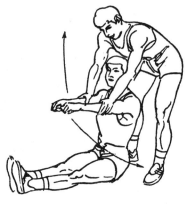

圖103

②坐式側平舉

【預備姿勢】：練習者端坐在凳子上，兩臂於體側伸直，掌背向外，同伴站其身後，按住練習者的上臂（圖104）。

【練習方法】：練習者同時用力做側平舉，同伴則給以適當抵抗力，直至兩臂舉平為止。

該練習也同時發展三角肌。

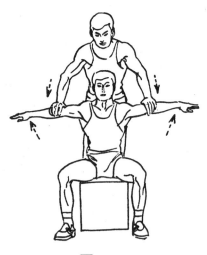

圖104

③單槓引體向上

【預備姿勢】：兩手正握單槓成懸垂姿勢。

【練習方法】：兩臂同時用力將身體拉起，直至槓面接近胸部為止。練習時，不得借助身體擺動的力量。為了增加練習的強度，可以寬握距做頸後引體向上（圖105），或做負重引體向上（圖106）。

2.利用橡皮條拉力器和彈簧拉力器的練習

①利用橡皮條拉力器做屈臂上拉

【預備姿勢】：兩腿併攏站立，上體正直。兩臂於體前伸直，兩手分別握住拉力器的兩個把手。調整好拉力器的長度，將拉力器的中部踩在腳下。

【練習方法】：在兩臂平穩用力向上提拉的同時，兩臂彎屈，兩肘儘量外展，直到兩手提到兩肩前為止（圖107）。

該練習還同時發展三角肌。

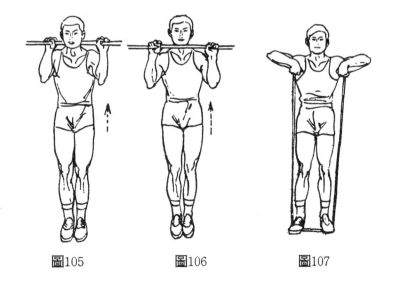

圖105　　　　　圖106　　　　　圖107

　②利用橡皮條拉力器做直臂側平拉

　【預備姿勢】：將橡皮條拉力器的中部繫在體前約與肩同高的固定物上，調整好距離。兩腳左右開立，與肩同寬，面對拉力器站好。兩手握拉力器把手，掌心相對。

　【練習方法】：兩臂伸直，平穩用力做側平拉（擴胸），至最大限度爲止（圖108）。

　該練習同時發展三角肌後群部分。

　③利用橡皮條拉力器做直臂側上拉

　【預備姿勢】：兩腿稍開站立，調整好拉力器的長度，將中部踩在腳下。兩手握拉力器，兩臂側平舉，掌心向下（圖109）。

　【練習方法】：兩臂同時用力，直臂上拉至兩臂上舉爲止。

　該練習還同時發展三角肌。

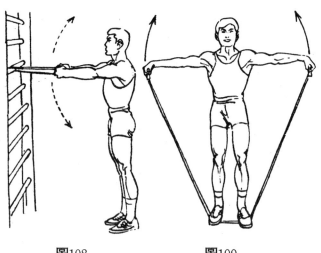

圖108　　　　　　圖109

④利用彈簧拉力器做側平拉

【預備姿勢】：兩腳左右開立，與肩同寬。上體正直，兩臂前平舉（或前上舉），兩手握拉力器把手。

【練習方法】：兩臂同時用力做側平拉（預備姿勢爲前上舉時，兩臂用力方向爲側下方），直至兩臂側平舉爲止（圖113）。

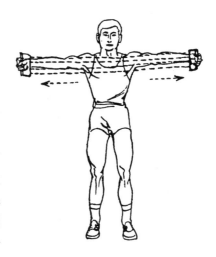

圖110

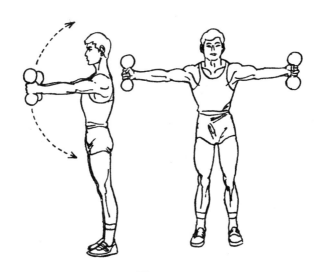

圖111

該練習還同時發展三角肌和背闊肌。

3.利用啞鈴或壺鈴的練習

①將啞鈴或壺鈴側上舉（見三角肌的練習方法「3⑥」）

②啞鈴擴胸

【預備姿勢】：兩腳左右開立，與肩同寬。手持啞鈴，兩臂前平舉，掌心相對。

【練習方法】：做擴胸練習（圖111）。該練習還同時發展三角肌。

③啞鈴躬身飛鳥（或俯臥飛鳥）

【預備姿勢】：兩腳併立或左右開立，與肩同寬。上體前傾與地面平行，手持啞鈴，兩臂自然下垂，掌心相對。

【練習方法】：兩臂同時用力上舉，至最大限度爲止（圖112）。還原時，動作要慢。做練習時，不要借助兩臂和上體擺動的力量。

該練習也可俯臥在高長凳上做，叫啞鈴俯臥飛鳥。這個練習同時可發展三角肌的後群部分。

④啞鈴體側直臂繞環

【預備姿勢】：兩腳左右開立，與肩同寬。上體正直，兩臂於體側伸直，手握啞鈴。

【練習方法】：兩臂伸直，以肩爲軸沿逆時針（或順時針）方向繞環（圖113）。也可坐在凳子上做（圖114）。

⑤提拉壺鈴聳肩

【預備姿勢】：兩腳左右開立，窄於肩。手持壺鈴，兩臂於體側伸直。

【練習方法】：連續做肩部的上聳動作（圖115），或做肩關節繞環動作。

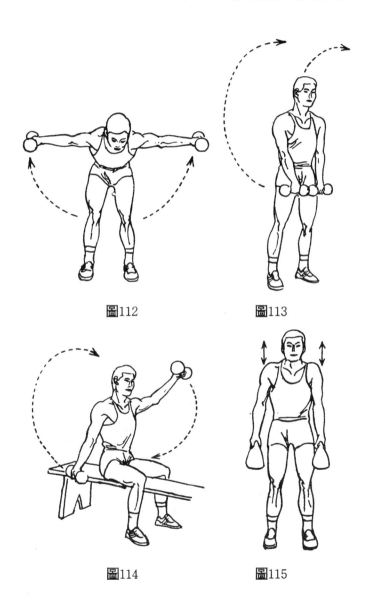

圖112   圖113

圖114   圖115

4.利用槓鈴的練習

①提拉槓鈴聳肩（圖116）

【練習方法】：同提拉壺鈴聳肩。

②槓鈴體後提拉

【預備姿勢】：兩腳左右開立（或併立），與肩同寬。兩臂伸直，兩手於體後正握（掌背向前）槓鈴。

【練習方法】：兩臂同時用力向上提拉槓鈴，至最大限度爲止（圖117）。

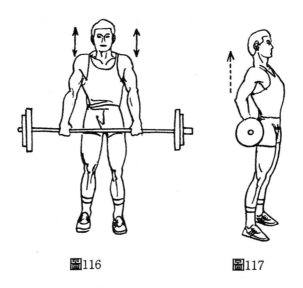

圖116　　　　　　　　圖117

③躬身兩臂交替上擺

【預備姿勢】：兩腳左右橫跨一大步，上體前傾，兩手分別握一槓鈴片，兩臂自然下垂。

【練習方法】：右臂最大限度地向側上方擺動，然後還原。接著左臂再向側上方擺動，如此交替進行（圖118）。

㈡　背闊肌的練習方法

背闊肌，是全身中最寬大的肌肉，占背的下半部及胸側部，還有部分被斜方肌遮蓋，起於第七胸椎至骶骨所有椎骨的棘突、髂脊後1/3、第10至第12肋，止於肱骨小結節嵴。主要功能，使上臂伸、旋內與內收，使肋上提。

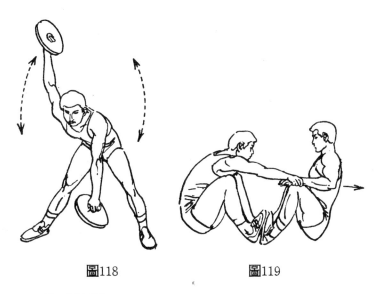

圖118　　　　　　　　圖119

1.徒手練習

①坐式臂後拉

【預備姿勢】：練習者與同伴相對而坐，兩腿稍分開，兩腳掌蹬在一起。練習者兩臂前伸，同伴抓住其手腕。

【練習方法】：練習者兩臂同時用力後拉，至最大限度為止，與此同時，同伴則給以適當阻力（圖119）。練習者上體不得後仰。

②「爬繩」

【預備姿勢】：兩腳左右開立，與肩同寬。上體正直，兩臂胸前彎屈，兩手握拳上下重疊，掌背向前，模仿「爬繩」姿勢（圖120）。

【練習方法】：上拳下壓、下拳給以適當抵抗力，直至上拳下壓到腹部爲止。還原後，上下拳交換位置。

2.利用橡皮條拉力器和彈簧拉力器的練習

①利用彈簧拉力器做頸後側平拉

【預備姿勢】：兩腳左右開立，與肩同寬，上體正直。兩臂上舉，兩手握拉力器把手。

【練習方法】：兩臂伸直，同時用力向外、向下拉，直至拉力器在肩後成一直線爲止(圖121)。還原時，動作要慢。

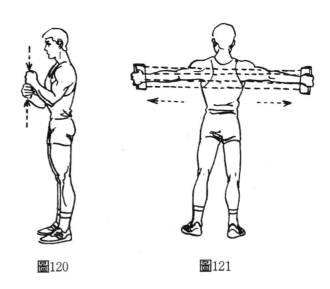

圖120　　　　　　圖121

②利用彈簧拉力器做坐式臂後拉

【預備姿勢】：練習者坐在地上或墊子上，兩腿伸直，一隻腳蹬住拉力器的一端把手，同側臂手握拉力器的另一端把手。

【練習方法】：腿保持不動，臂平穩用力向後拉，至最大限度爲止（圖122）。還原時，動作要慢。數次後，換另一臂做。

③利用橡皮條拉力器做躬身直臂後拉

【預備姿勢】：兩腿左右分開，躬身站立，調整好拉力器的長度，將拉力器的中部繫在身前約與膝同高的固定物上，兩臂前伸，手握拉力器把手，掌背向上（圖123）。

【練習方法】：兩臂伸直同時用力向下、向後拉，至最大限度爲止。還原時，動作要慢。

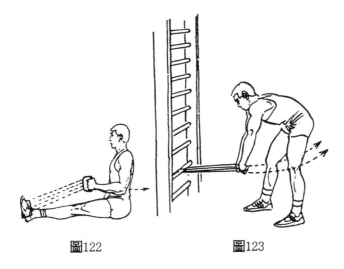

圖122　　　　　　　圖123

④利用橡皮條拉力器做俯臥直臂後拉

【預備姿勢】：俯臥在高長凳上，兩腿併攏伸直，兩臂

前伸，手握拉力器的把手。同時調整好拉力器的長度，並將
拉力器的中部繫在體前稍高於身體位置的固定物上（圖124）。

【練習方法】：兩臂伸直向下、向後拉，至最大限度。
還原時，動作要慢。

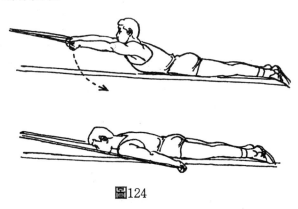

圖124

⑤利用橡皮條拉力器做兩臂體側下拉

【預備姿勢】：將拉力器的中部繫在頭上方的固定物
上，兩腿併攏，上體正直，立於拉力器下。兩臂上舉，兩手
握拉力器的把手，掌心向外（見圖90）。

【練習方法】：兩臂伸直，同時用力向側下拉，經側平
舉拉至體側。還原時，動作要慢。

該練習也可以仰臥在長凳上進行（圖125）。

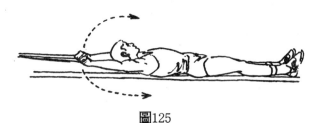

圖125

⑥利用橡皮條拉力器做坐式胸前拉

【預備姿勢】：調整好拉力器的長度，將拉力器的中部繫在頭上方的固定物上。練習者坐在凳子上，上體正直。兩臂上舉，手握拉力器把手，掌心向前（圖126）。

【練習方法】：兩臂同時用力向下拉，在下拉的過程中，兩臂逐漸彎屈，直到兩手拉到胸前爲止。還原時，動作要慢。

⑦利用橡皮條拉力器做直臂前下拉

【預備姿勢】：調整好拉力器的長度，將拉力器的中部繫在頭上的固定物上，兩腳左右開立，與肩同寬。上體正直，兩臂上舉，手握拉力器的把手，掌心向前。

【練習方法】：兩臂伸直同時用力向前下拉，經前平舉至腹部（圖127）。還原時，動作要慢。

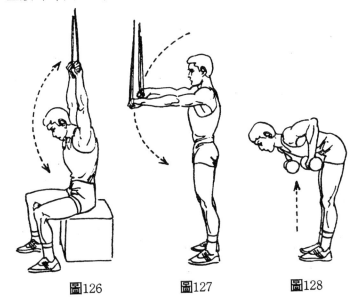

圖126　　　　圖127　　　　圖128

3.利用啞鈴和壺鈴的練習

①啞鈴或壺鈴躬身提拉

【預備姿勢】：兩腳左右分開，躬身站立。兩臂下垂，兩手握啞鈴或壺鈴，掌心相對。

【練習方法】：兩臂同時用力向上提拉，至最大限度爲止（圖128）。練習過程中，上體不得抬起。

②啞鈴或壺鈴俯臥後上舉

【預備姿勢】：俯臥在高長凳上，兩腿伸直併攏，兩臂下垂，兩手握啞鈴或壺鈴，掌心向後。

【練習方法】：兩臂伸直，同時用力向後、向上舉，至最大限度爲止（圖129）。兩臂放下還原時，動作要慢。爲避免向後上舉時，借助擺動的力量，故兩臂還原到垂直面爲止。

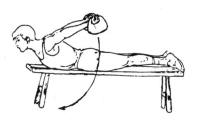

圖129

③啞鈴或壺鈴俯臥上拉

【預備姿勢】：俯臥在高長凳上，兩腿伸直併攏，兩臂下垂，兩手握啞鈴或壺鈴，掌心相對。

【練習方法】：兩臂同時用力向上提拉，至最大限度爲止（圖130）。

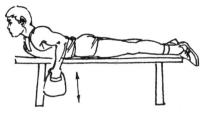

圖130

4.利用槓鈴的練習

①躬身寬握槓鈴提拉

【預備姿勢】：兩腿分開，躬身站立。兩臂下垂，兩手寬握（正握）槓鈴（圖131）。

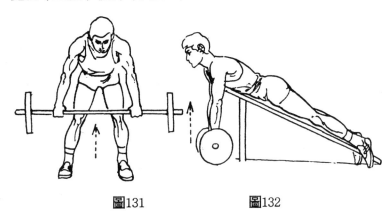

圖131　　　　　　　　圖132

【練習方法】：兩臂同時用力向上提拉至最大限度。練習時，上體保持不動。爲防止腰部受傷，可在腰部繫一舉重腰帶。

②俯臥槓鈴提拉

【預備姿勢】：俯臥在斜板上（或高長凳上），兩臂下垂，兩手

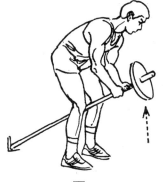

圖133

正握槓鈴，與肩同寬或寬於肩（圖132）。

【練習方法】：兩臂同時用力向上提拉，至最大限度爲止。

③槓鈴並握提拉

【預備姿勢】：兩腳左右開立，與肩同寬。兩腿騎跨槓鈴杆，上體前傾，兩手並握槓鈴杆的一端，將另一端的片頂取掉，置於牆腳下或用重物壓穩（圖133）。

【練習方法】：兩臂同時用力向上提拉，至槓鈴接近胸部為止。練習過程中，上體保持不動，不得借助上體擺動的力量。

該練習也可站在槓鈴的一端做（圖134）。此外，還可做單手提拉（圖135）。

④躬身划船

【預備姿勢】：同槓鈴練習「①」。

【練習方法】：兩臂同時用力，將槓鈴向上、向裡提拉，到最高點時，再經向前、向下的路線還原（圖136）。做練習時，上體不得抬起。

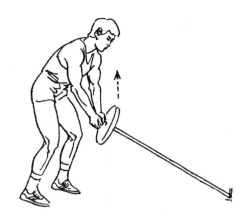

圖134

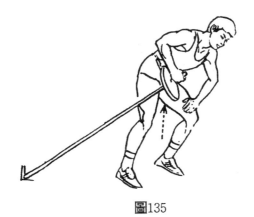

圖135

5.其他練習

①寬握單槓引體向上

【預備姿勢】：兩手正握
單槓，握距寬於肩，身體懸垂。

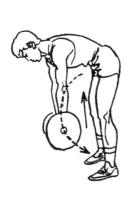

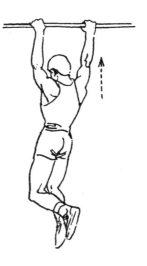

圖136　　　　　　圖137

【練習方法】：兩臂同時用力向上拉引，至最大限度爲止（圖137）。

②槓端引體向上

【預備姿勢】：兩手相疊握住一槓面的一端，身體懸垂（因槓面低於身高，而不能懸垂時，兩小腿可向後彎屈）。

【練習方法】：兩臂同時用力上拉，至胸部碰到槓端後還原（圖138）。練習時，兩肘儘量外展。

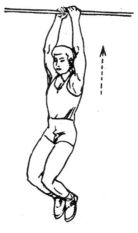

圖138

五、腹肌的練習方法

腹肌不僅是刻劃人體美的重要部分，而且也是促進腹腔內的血液循環及預防心血管疾病的重要部分。要塑造漂亮的腹肌，既要注意科學的訓練方法，又要注意合理的飲食習慣，以防能量過剩，造成大量脂肪堆積而大腹便便。

腹肌主要包括腹直肌、腹外斜肌、腹內斜肌。腹直肌位於腹白線兩側，扁長，有3、4條腱劃橫列在腹直肌上，並把腹直肌分爲4、5段，這就是通過鍛鍊使腹肌成塊狀的原因。腹肌的主要作用是壓縮腹腔、保持骨盆的正常位置，使脊柱前後屈、側屈及旋轉。下面就介紹它的練習方法。

1.徒手練習

①收腹練習

【預備姿勢】：兩腳左右開立，與肩同寬。上體前傾，兩手扶在一個較低的凳子上，兩腿微屈。

【練習方法】：向上弓腰提踵，腹肌向腹腔內收縮，稍停幾秒後再放鬆（圖139）。

②仰臥起坐：

【預備姿勢】：練習者仰臥在墊子上或長凳上，兩腿併攏伸直，兩手抱頭；同伴按住其腳腕，或自己將腳腕固定。

【練習方法】：上體起立儘量前屈（圖140）。此練習主要是發展腹上部肌肉。

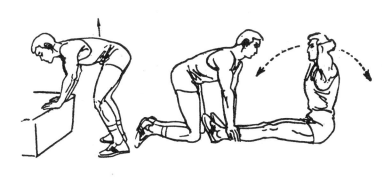

圖139　　　　　圖140

該練習還有其他一些做法，如：在上體起立時，先抬腰腹部，進而再將整個上體抬起（圖141）；同伴將練習者的兩腿抬起，練習者在上體抬起時，用兩手觸及腳面（圖142）；斜板上仰臥起坐（圖143）；當上體抬起並前傾時，增加轉體動作，以此來加強腹外斜肌和腹內斜肌的鍛鍊。

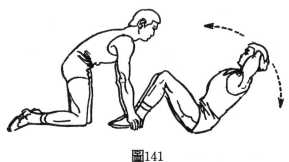

圖141

③仰臥收腹舉腿

【預備姿勢】：仰臥在墊子或長凳上，兩臂頭上舉，兩手抓住固定物，兩腿伸直併攏（圖144）。

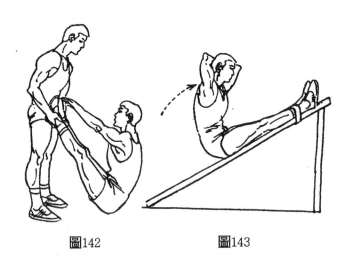

圖142　　　　　　圖143

【練習方法】：收腹舉腿，至最大限度爲止（圖145）。此練習主要發展腹下部肌肉。

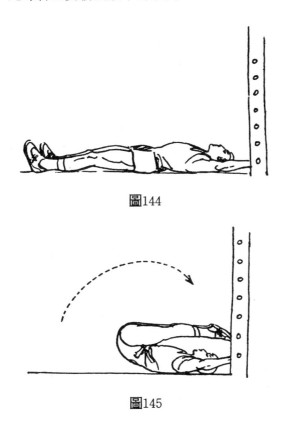

圖144

圖145

該練習還有其他一些做法，如：斜板仰臥收腹舉腿；單槓（或肋木）懸垂收腹舉腿（圖146）；雙槓雙臂支撐收腹舉腿（圖147）；單槓（或肋木）直角懸垂左右擺腿（圖148）；仰臥在墊子上，同伴站在練習者頭部的兩側；練習者兩手抱住同伴的小腿，做收腹舉腿動作。同伴推其兩腳，練

習者舉腿受到阻力後，緩緩放腿還原（圖149）等。

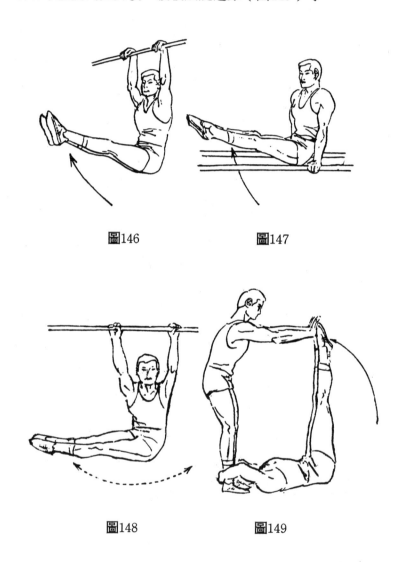

圖146　　　　　　圖147

圖148　　　　　　圖149

④「元寶」收腹

【預備姿勢】：仰臥在墊子上，兩腿併攏伸直，兩臂頭上舉，掌心向上。

【練習方法】：兩腿上舉的同時，上體也抬起，兩手觸摸腳背（圖150）。

該練習還有一種做法】：預備姿勢時，兩手抱頭，抬腿時屈膝，使身體儘量團縮（圖151）。

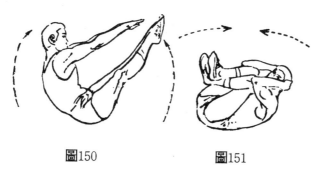

圖150　　　　　圖151

⑤抱腿仰臥起坐

【預備姿勢】：練習者仰臥在墊子上；同伴在練習者兩腿之間，抱住練習者的兩腿，並將其抱起，練習者兩手抱頭（或兩臂伸直）。

【練習方法】：練習者將上體抬起（圖152）。

2.利用彈簧拉力器和橡皮條拉力器的練習

①利用彈簧拉力器或橡皮條拉力器做仰臥起坐

【預備姿勢】：將兩副彈簧拉力器的各一個把手（或橡皮條拉力器的中部）繫在頭上方的固定物上。找好距離後，取仰臥狀，兩手分別握住拉力器的把手。同伴將練習者的腳

腕按牢，或練習者自己將腳腕固定。

　　【練習方法】：做仰臥起坐，上體儘量前屈（圖153）。

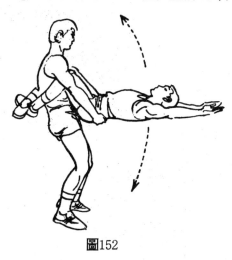

圖152

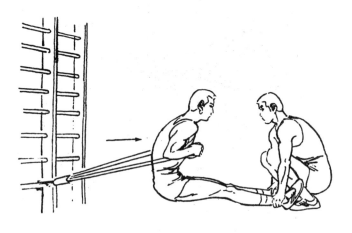

圖153

②利用橡皮條拉力器做仰臥收腹舉腿

【預備姿勢】：將拉力器的兩個把手繫在固定物上。找好距離後，腳對著拉力器仰臥，兩臂於體側伸直，掌心向下，將拉力器的中部掛在腳腕上。

【練習方法】：收腹舉腿至最大限度（圖154）。還原時，動作要慢。

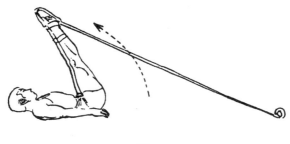

圖154

3.負重練習

①徒手練習中的各種仰臥起坐，兩手均可在頭後或胸前抱一啞鈴或一槓鈴片來做（圖155、156）。

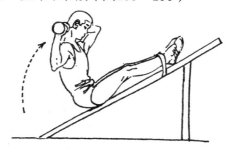

圖155

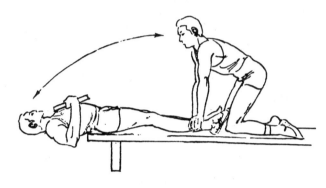

圖156

　　②徒手練習中的仰臥、收腹、舉腿，也都可以在腳腕部
負一重物（啞鈴，或穿鐵鞋）來做（圖157、158）。
　　③仰坐腿繞環
　　【預備姿勢】：坐在凳子的一端，兩手在臀後把住凳子
邊，兩腳夾一槓鈴片，兩腿抬起。爲維持平衡，上體可稍後
向後仰。

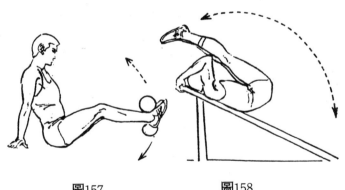

圖157　　　　　　　　　圖158

【練習方法】：兩腿繞環（正、反方向都做），幅度越大越好（圖159）。

④仰坐雙腳繞越障礙

【預備姿勢】：坐在墊子上，兩腿伸直，兩腳夾一槓鈴片，上體後仰，兩臂撐在身後，腳的旁邊放一壺鈴。

【練習方法】：兩腿抬起，來回繞越壺鈴（圖160）。

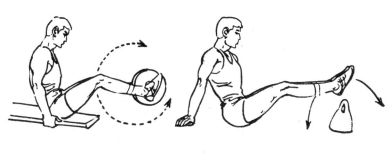

圖159　　　　　　　　　圖160

⑤負槓鈴仰臥起坐

【預備姿勢】：仰臥在長凳上，兩腳勾住凳面，兩手於胸前正握槓鈴（圖161）。

【練習方法】：槓鈴的位置保持不變，做仰臥起坐。此練習不論是上體抬起，還是躺下，腹肌都處於緊張狀態，故還原後稍放鬆，再做第二次。

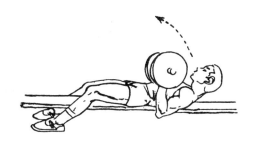

圖161

六、腰部肌肉的練習方法

我們常用「虎背熊腰」來形容男子漢的健壯。從健美的角度看，「虎背」可取，「熊腰」未必合適。因為一個健美運動員既要肌肉豐滿，又要比例勻稱，腰圍應是胸圍的75％才合適，但這決不是否定發展腰部肌肉的重要性。相反，我們認為發達的腰部肌肉，對於保持體態端莊，防止腰部傷病，有著舉足輕重的作用。

我們所講的腰部肌肉，主要包括腰大肌、腰方肌、髂肌和骶棘肌。其主要機能：使脊椎伸（如：抬頭、挺胸、塌腰等）、側屈。下面介紹發達腰部肌肉的方法。

1.徒手練習

①仰臥舉髖

【預備姿勢】：仰臥，屈膝，全腳掌著地，兩腳稍分開，兩臂放於體側，掌心向下。

【練習方法】：髖上挺至最大限度（圖162）。

②俯臥兩頭起

【預備姿勢】：俯臥，兩腿伸直且併攏，兩臂頭上舉。

【練習方法】：挺身，上體和下肢同時抬起，至最大限度（圖163）。

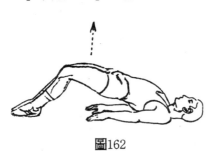

圖162

③俯臥挺身

【預備姿勢】：俯臥在體操凳或墊子上，兩腿伸直，兩

腳固定（圖164）。

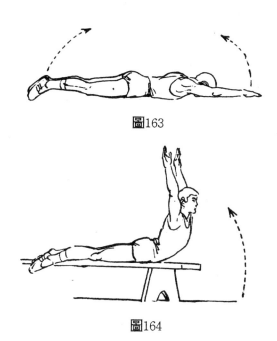

圖163

圖164

【練習方法】：挺身，上體抬起至最大限度。

該練習還有一種做法：練習者站立，兩臂頭上舉，一腿向後抬起，同伴在其身後將抬起的一腿抱住。練習者上體先前傾至最低點，然後挺身，上體抬起（圖165）。

④側臥彎起

【預備姿勢】：練習者側臥在墊子上，兩腿伸直，兩手抱在頭後，同伴按住其腳腕。

【練習方法】：上體用力扭轉彎起，至最大限度（圖166）。

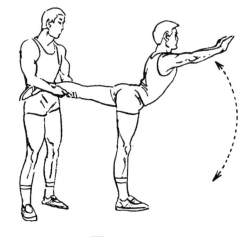

圖165

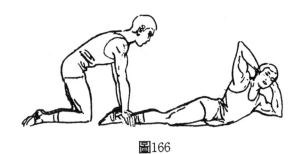

圖166

⑤抱腿挺身起

【預備姿勢】：練習者呈俯臥姿勢，同伴站其兩腿之間，抱住練習者的兩腿。練習者兩手扶地，同伴身體重心降低，取其牢固地站立姿勢。

【練習方法】：練習者挺身將上體抬起至最大限度（圖

167）。

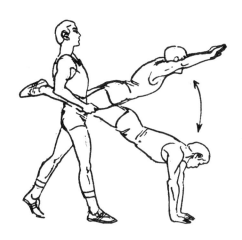

圖167

⑥兩人背坐軀幹屈伸

【預備姿勢】：兩人背靠背坐在地上或墊子上，臂相挎，練習者兩腿併攏伸直，同伴屈膝，全腳掌著地。

【練習方法】：同伴挺身，迫使練習者上體前傾，到最大限度時，練習者軀幹平穩用力抬起，同伴則給以適當阻力，至還原到預備姿勢（圖168）。

⑦躬身軀幹屈伸

【預備姿勢】：同伴仰臥在墊子上，兩腿併攏伸直，練習者騎跨在同伴之上，並躬身站立，兩手扶膝，同伴抱住練習者的脖子（圖169）。

【練習方法】：練習者將軀幹緩緩用力抬起至最大限度。

2.利用橡皮條拉力器和彈簧拉力器的練習

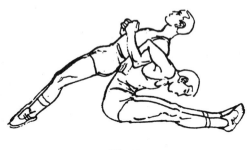

圖168

①利用彈簧拉力器或橡皮條拉力器做體側屈拉

【預備姿勢】：將彈簧拉力器的一個把手，繫在體側的一個固定物上（用橡皮條拉力器時，要調整好長度，並將拉力器的中部固定）。固定在身體右側時，右手握住拉力器的另一個把手，掌心向內。

【練習方法】：身體向左側屈至最大限度（圖170）。練習時，拉拉力器的手臂可

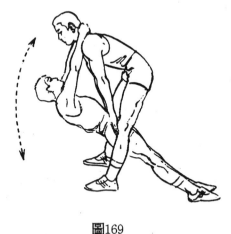

圖169

以伸直，也可以在身體側屈時，屈臂提拉。

②利用橡皮條拉力器或彈簧拉力器做坐式軀幹伸拉

【 預 備 姿
勢 】：練習者坐在
地上或墊子上，兩
腿併攏伸直，兩腳
蹬住一固定物。同
時調整好長度，並
將橡皮條拉力器的
中部（彈簧拉力器
的一端把手）繫在
面前的固定物上。
兩臂伸直，兩手並
握拉力器的把手。

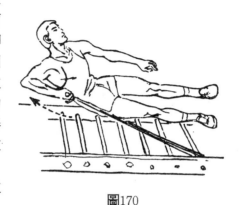

圖170

　【練習方法】：挺身，軀幹向後伸拉，直到上體躺在地
上爲止（圖171）。

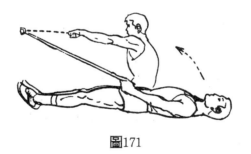

圖171

　③利用彈簧拉力器做躬身背後拉

　【預備姿勢】：兩腿併攏，躬身站在台子上。兩臂伸
直，兩手並握拉力器的一個把手，另一個把手固定在地面上
（圖172）。

【練習方法】：軀幹用力向後伸拉，至上體完全抬起為止。

3.負重練習

①俯臥負重挺身

【預備姿勢】：俯臥在長凳上，上體可探出凳面，兩腳腕固定，或由同伴按住，手握壺鈴（或其他器械）置於頭後。

【練習方法】：挺身，上體抬起至最大限度（圖173）。

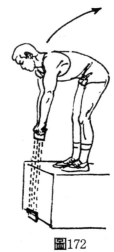

圖172

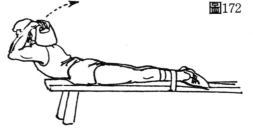

圖173

②啞鈴或壺鈴體側屈

【預備姿勢】：兩腳左右開立，與肩同寬。上體正直，手持啞鈴或壺鈴，掌心向裡，屈側的異側臂上提。

【練習方法】：軀幹側屈，幅度越大越好（圖174）。

該練習還有兩種做法】：一是兩腳左右開立，寬於肩。兩手於頭後持啞鈴，兩肘外展，做左右體側屈（圖175）；二是兩腳左右開立，寬於肩。兩手持啞鈴頭上舉，做體側屈（圖176）。

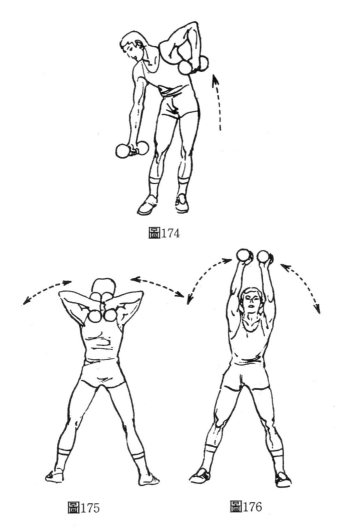

圖174

圖175　　　　　　圖176

③肩扛槓鈴軀幹屈伸

【預備姿勢】：兩腳左右開立，與肩同寬。上體正直，

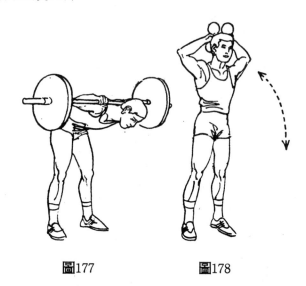

圖177   圖178

肩扛槓鈴，兩臂肩側屈，兩手正握槓鈴。

【練習方法】：兩臂伸直，軀幹緩緩前屈至上體與地面平行（圖177）。練習時，要抬頭、挺胸、直背，以防腰部受傷。

該練習也可改用啞鈴做（圖178）。

④軀幹壺鈴繞環

【預備姿勢】：兩腳左右開立，寬於肩。上體前傾，兩臂伸直，兩手並握壺鈴。

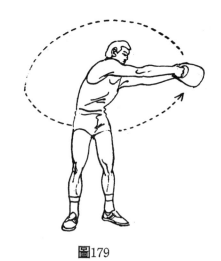

圖179

【練習方法】：以腰為軸，軀幹向左、右交替繞環，幅度越大越好（圖179）。

該練習也可以坐在凳子上做。

七、腿部肌肉的練習方法

腿是人體的支柱，人的一切活動離不開腿，勻稱挺拔的體型也離不開腿。健美的身材在很大程度取決於是否有一雙健美的腿，所以，應該重視腿部肌肉的鍛鍊。

在發展腿部肌肉的時候，應該注意兩點：一是大腿肌肉本身的比例關係。理想的大腿肌肉比例應該是大腿的中圍和下圍一樣大。這就要充分考慮到股四頭肌四束肌肉之間的協調關係。要充分發展股內側肌和股外側肌，並全面發展股二頭肌；二是大腿圍度與身體其他部位的比例關係。理想的大腿圍應是標準胸圍的54％。

腿部肌肉主要包括股四頭肌、股二頭肌和小腿後群肌肉。下面就分別介紹它們的練習方法。

㈠ 股四頭肌的練習方法

股四頭肌包括：股直肌、股外肌、股內肌、股中肌。股直肌位於大腿前表面；股外肌位於股骨的前外側面；股內肌位於股骨的前內側面；股中肌位於股直肌的深層。股四頭肌的主要功能是使大腿屈、小腿伸和維持人體站立姿勢。

1.徒手練習

①馬步靜蹲

【預備姿勢】：兩腳平行左右開立，略寬於肩。兩臂挺於胸前或前平舉。

【練習方法】：下蹲，大小腿之間的角度約爲90度，靜止不動（圖180），堅持30～60秒。

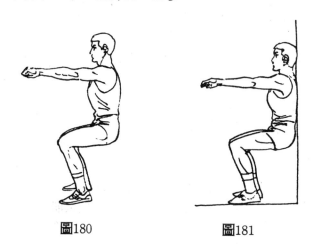

圖180　　　　　　　圖181

該練習也可以背靠牆做（圖181）。

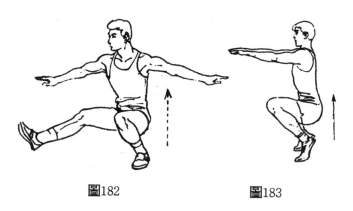

圖182　　　　　　　圖183

②單腿蹲起

【預備姿勢】：練習腿全腳掌著地，上體正直，異側腿

前舉，兩臂側平舉或前平舉（圖182）。

【練習方法】：練習腿深蹲，然後平穩地用力站起。下蹲時，上體可稍前傾，借以保持平衡。腿部力量弱的人，可先練兩腿深蹲起（圖183），或在單腿蹲起時，用一手扶支撐物，借以維持身體平衡（圖184）。

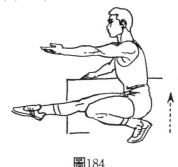

圖184

③騎坐蹲起

【預備姿勢】：練習者兩腳左右開立，與肩同寬，面對牆或肋木深蹲。同伴騎坐在練習者肩上，手扶牆壁或肋木，練習者抓住同伴腳腕。

【練習方法】：練習者做蹲起（圖185），注意抬頭、挺胸、蹋腰，以防受傷。

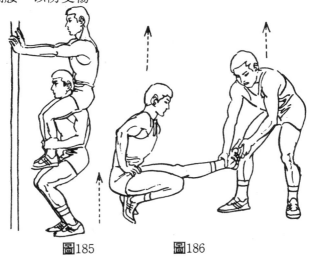

圖185　　　　圖186

④雙人單腿蹲起

【預備姿勢】：兩人面對面站立，練習者兩手叉腰，抬起左腿，同伴兩手握住練習者左腳腕。

【練習方法】：練習者做深蹲起（圖186）。蹲到最低點時，腳跟抬起。同伴負責保持練習者的身體平衡。

⑤兩人背坐蹲起

【預備姿勢】：兩人背靠背坐在墊子上，兩臂相挎，兩腿彎屈，全腳掌著地（圖187）。

【練習方法】：兩人同時用力站起，站起後，腳的位置不變，然後再緩緩屈膝坐下還原。

⑥仰臥蹬腿

【預備姿勢】：練習者仰臥在墊子上，兩臂放於體側，兩腿併攏，屈膝上舉；同伴成平直仰臥狀，躺在練習者的腳上，即：練習者兩腳蹬住同伴的背部。

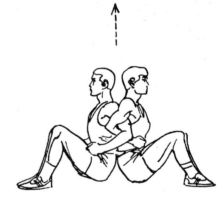

圖187

【練習方法】：練習者兩腿同時平穩用力，將同伴蹬起，至兩腿完全伸直爲止（圖188）。在練習過程中，同伴身體始終要挺直。

2.利用彈簧拉力器和橡皮條拉力器的練習

①利用橡皮條拉力器做坐式小腿伸拉

【預備姿勢】：坐在較高的凳子頭上，兩小腿自然下垂，兩手可扶在身後，保持身體平衡。調整好拉力器的長度，

並將兩端固定在凳子腿上，中部套在腳腕上（圖189）。

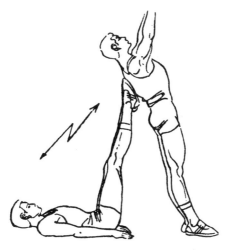

圖188

【練習方法】：兩小腿同時用力伸直。還原時，動作要慢。

②利用橡皮條拉力器做站立大腿提拉

【預備姿勢】：背對肋木站立，兩手扶在身後的肋木上，調整好拉力器的長度，並將兩頭固定在肋木最下層的橫木上，中部套在右腳腕上。

【練習方法】：屈膝向前上方提拉大腿，

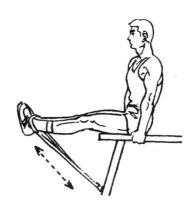

圖189

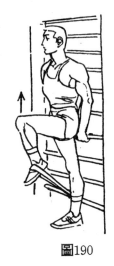

圖190

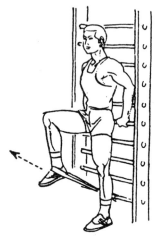

圖191

至最大限度爲止（圖190）。
此練習除發展股直肌外，還
同時發展髂腰肌。

　　該練習還有一種做法：
當大腿提拉到最高點時，加
上小腿的伸拉動作（圖
191）。

　　③利用橡皮條拉力器的
直腿舉拉

　　【預備姿勢】：同
「②」。

　　【練習方法】：右腿伸
直向前上方舉起，直至最大
限度爲止（圖192）。

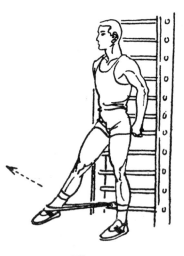

圖192

④利用橡皮條拉力器做仰臥大腿屈拉

【預備姿勢】：仰臥在墊子上，兩臂伸直放於體側。調整好拉力器的長度，並將兩端繫在腳後的固定物上，中部套在左腳腕上。

【練習方法】：左腿伸直上舉（大腿在髖關節處屈），直至最大限度爲止（圖193）。

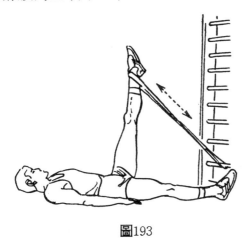

圖193

⑤利用橡皮條拉力器做大腿內收拉

【預備姿勢】：身體左側對著肋木站立，左手扶在肋木上，右手叉腰。調整好拉力器的長度，並將兩端固定在肋木最下層的橫木上，中部套在左腳腕上。

【練習方法】：左腿伸直向右側拉（內收），直至最大限度爲止（圖194）。此練習主要發展長收肌、短收肌、大收肌等大腿內側肌群。

⑥利用橡皮條拉力器做大腿外展拉

【預備姿勢】：基本同練習「⑤」，不同之處是：將拉

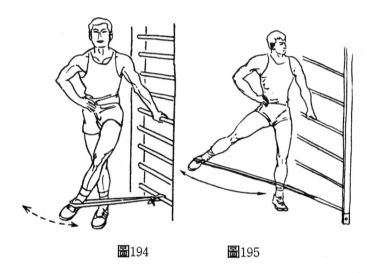

圖194　　　　圖195

力器的中部套在右腳腕上。

【練習方法】：右腿伸直，並最大限度地外展（圖
195）。此練習主要發展臀中肌、臀小肌、闊筋膜張肌等使
大腿外展的肌群。

⑦利用彈簧拉力器做俯臥小腿屈拉

【預備姿勢】：俯臥在墊子上，兩臂向頭上方伸直，兩
手並握拉力器的一個把手，兩腿彎屈。在拉力器的另一個把
手上加一根帶子，套在兩腳腕上（圖196）。

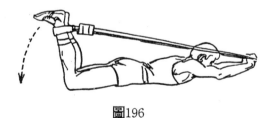

圖196

【練習方法】：兩臂伸直不動，兩腿同時用力伸直，然後慢慢放鬆，還原。

⑧利用彈簧拉力器做仰臥兩腿蹬伸

【預備姿勢】：肩部靠在肋木上仰臥，兩腿儘量彎屈。將兩副拉力器的一端把手分別套在兩隻腳上，另一端的兩個把手固定在肩部兩側的肋木上。

【練習方法】：兩腿交替蹬伸（圖197）。

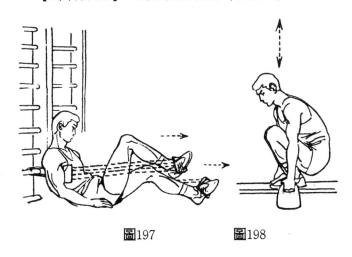

圖197　　　　　圖198

3.利用啞鈴和壺鈴的練習

①壺鈴蹲起

【預備姿勢】：手握壺鈴，兩臂下垂，兩腿併攏，全蹲在體操凳上（圖198）。

【練習方法】：兩腿同時平穩用力站起，站起的過程中要抬頭、挺胸、直背，防止先抬腰臀部。

②肩上壺鈴蹲起

【預備姿勢】：兩臂肩側屈，兩手持壺鈴位於肩上，兩

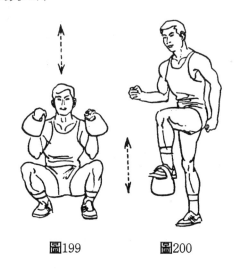

圖199　　　　　圖200

腳左右分開，與肩同寬，深蹲（圖199）。

【練習方法】：兩臂保持不動，兩腿同時平穩用力站起。站起時，要抬頭、挺胸、直背，防止先起臀部。下蹲時，動作要慢。

③腳勾壺鈴大腿提拉

【預備姿勢】：站立，一腳背勾住壺鈴，兩臂姿勢不拘。

【練習方法】：一腳勾住壺鈴屈膝並最大限度地上提（圖200）。練習中，若身體難以保持平衡時，可靠在固定物或手扶固定物。

④腳勾壺鈴腿上舉

【預備姿勢】：側對肋木站立，靠肋木一側的手扶在肋木上，另一手可叉腰，用一隻腳勾住一壺鈴。

【練習方法】：腳勾壺鈴的一腿伸直並最大限度地上舉（圖201），放下時，動作要慢。

⑤腳勾壺鈴，腿左右擺動

【預備姿勢】：同「④」。

【練習方法】：腳勾壺鈴的一腿伸直並稍稍抬起，然後儘量向左右擺動（圖202）。幅度越大越好。

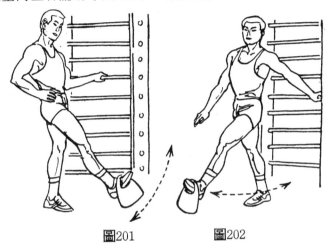

圖201　　　　圖202

⑥腳勾壺鈴側臥腿上舉

【預備姿勢】：側臥在體操凳上，下面的一隻臂彎屈托住頭部，上面的一隻臂在體前用手抓住凳子的邊緣，上面腿的那隻腳勾一壺鈴。

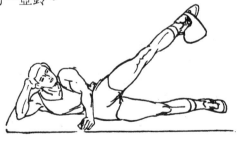

圖203

【練習方法】：腳勾壺鈴的一腿伸直並最大限度地上舉（圖203）。還原時，動作要慢。

⑦啞鈴或壺鈴前弓步蹲起

【預備姿勢】：兩腿併立，上體正直，兩臂肩側屈，手持啞鈴或壺鈴。

【練習方法】：上前跨一大步成弓步，跨出去的腿，再用力蹬地收回成預備姿勢，兩腿交替做（圖204）。也可以做成：在向前跨步成弓步的同時，兩臂同時用力將啞鈴或壺鈴推起，在跨出去的腿收回還原時，兩臂也放下還原（圖205）。還可以做成側弓步蹲起（圖206），或側弓步推舉（圖207）。

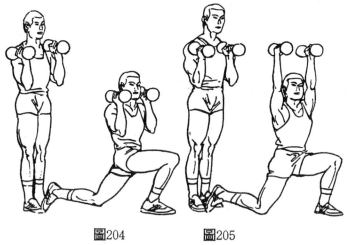

圖204　　　　　圖205

4.利用槓鈴的練習

①前蹲

【預備姿勢】：兩腳左右開立，與肩同寬。兩手正握槓鈴，握距與肩同寬，兩臂胸前彎屈，兩肘儘量上抬，將槓鈴

置於鎖骨及三角肌前群上。

　　【練習方法】：兩腿緩緩彎屈下蹲，至最低點時，再同時用力站起（圖208）。做練習時，要抬頭、挺胸、踢腰。不可先起臀部以防腰部受傷。

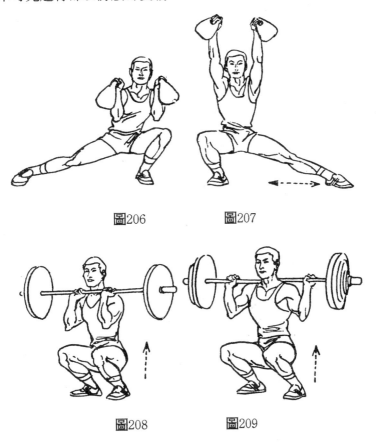

圖206　　　　圖207

圖208　　　　圖209

②後蹲

　　【預備姿勢】：兩腳左右開立，與肩同寬。兩手正握槓

鈴，兩臂肩側屈，將槓鈴置於肩上。

　　【練習方法】：同「前蹲」（圖209）。

　　③身後提鈴下蹲

　　【預備姿勢】：兩腿併攏站立，兩腳跟墊高約5公分，上體正直，兩手於身後正握槓鈴，握距同肩寬，兩臂伸直（圖210）。

　　【練習方法】：同練習「①」。此練習主要發展大腿中下部肌肉。

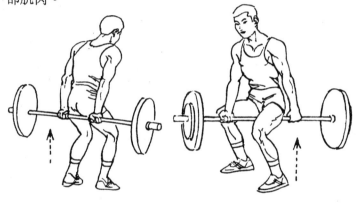

圖210　　　　　　圖211

　　④胯下槓鈴蹲起

　　【預備姿勢】：兩腿騎跨槓鈴下蹲，兩腳開立，稍寬於肩。兩手一前一後握槓鈴，掌心相對（圖211）。

　　【練習方法】：兩腿同時用力站起。練習過程中要抬頭、挺胸、蹋腰，下蹲時動作要慢。

　　⑤利用特製槓鈴下蹲架做練習

　　【預備姿勢】：兩腿稍分開，半蹲在下蹲架上的槓鈴前，兩臂於身後伸直，兩手正握槓鈴（圖212）。

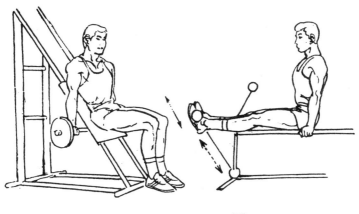

圖212　　　　　　　圖213

【練習方法】：兩腿
同時用力蹬伸，至完全蹬
直爲止。因爲腳的位置在
身體前面，所以，此練習
主要發展大腿中、下部的
肌肉。

5.其他練習方法

①利用小腿屈伸練習
器做坐式（或仰臥）小腿
屈伸練習

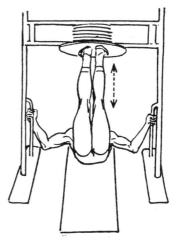

【預備姿勢】：坐
（或仰臥）在練習器上，
小腿下垂，腳背勾住下面的拉杆（圖213）。

【練習方法】：兩腿同時用力反覆屈伸。　　圖214

②利用腿舉架做腿舉練習

【預備姿勢】：仰臥在腿舉架上，兩腿彎屈，兩腳稍分開，蹬住腿舉架的重量托盤（把托盤上的重量調整到自己所需要的重量）。

【練習方法】：兩腿同時用力向上蹬伸，至兩腿完全蹬直爲止（圖214）。還原時，動作要慢。

(二)股二頭肌的練習方法

股二頭肌的發展，往往被人們所忽視，原因有二：一是認識不足，有的人把股二頭肌看作是無關緊要的肌肉；二是認爲其他部位的練習，與股二頭肌關係不大，因爲它不像前臂肌肉，即使不做專門的練習，也能得到一定的發展，所以很多練習都與前臂的肌肉活動有關。但是，作爲一個健美運動員應該知道：發達的股二頭肌能使大腿的形狀更加完美，看上去更有生氣。因此，不應忽視股二頭肌的發展。

股二頭肌位於大腿後面的外側，有長短二頭。主要機能：使大腿在髖關節處伸、小腿在膝關節處屈和旋外。下面就介紹練習方法。

1.徒手練習

①俯臥小腿屈伸

【預備姿勢】：俯臥在墊子或體操凳上，兩臂放於體側或於肩側彎屈，兩手把住凳子邊，兩腿併攏伸直，同伴跪在其腳後，兩手按住練習者的兩隻腳腕。

【練習方法】：練習者兩小腿交替屈伸，與此同時，同伴給以適當阻力（圖215）。此練習的另一種做法是兩小腿同時屈伸（圖216）。

②俯臥跪起

【預備姿勢】：練習者俯臥在墊子上，兩腿伸直併攏，

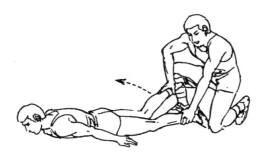

圖215

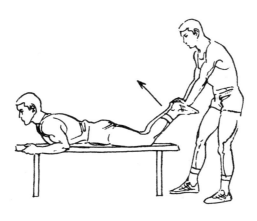

圖216

　　兩手抱在頭後（或放在腰部），同伴按住練習者的兩腳腕。

　　【練習方法】：一，練習者股二頭肌和臀部肌肉同時用力，先起臀，進而成跪姿（圖217）；二，練習者股二頭肌，臀大肌和腰背部肌肉同時用力，一次將上體抬起成跪姿（圖218）。

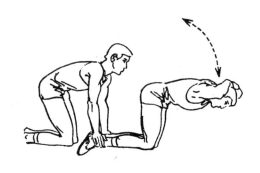

圖217

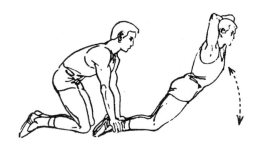

圖218

2.利用橡皮條拉力器的練習

①俯卧小腿屈拉

【預備姿勢】：俯卧在墊子或體操凳上，兩手把住凳子頭，兩腿併攏伸直。調整好拉力器的長度，然後將兩端繫在腳後的固定物上，中部繫在腳腕上。

【練習方法】：兩小腿同時用力彎起。還原時，動作要慢（圖219）。

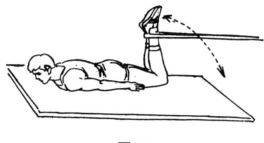

圖219

②俯臥舉腿拉

【預備姿勢】：俯臥，兩臂胸前屈，前臂撐地，抬頭。調整好拉力器的長度，然後將兩端繫在腳後的固定物上，中部繫在右腳腕上。

【練習方法】：右腿伸直，最大限度地向上舉。還原時，動作要慢（圖220）。

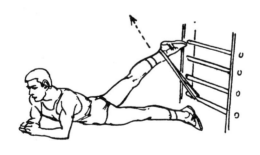

圖220

③站立向後舉腿拉

【預備姿勢】：面對肋木站立，距離約一步，兩手扶在肋木上。調整好拉力器的長度，然後將兩端繫在肋木的最下

層，右腳掌（或腳腕）勾住拉力器的中部。

　　【練習方法】：右腿伸直，最大限度地向後上方舉。還原時，動作要慢（圖221）。

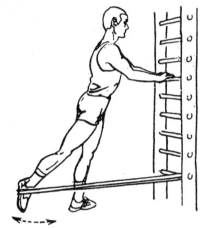

圖221

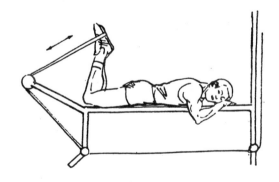

圖222

3.利用小腿屈伸練習器做俯臥小腿屈伸

【預備姿勢】：俯臥在練習器上，兩手把住凳子邊，兩腿伸直，腳後跟勾住練習器上的拉桿。

【練習方法】：兩小腿同時用力彎起至最大限度。還原時，動作要慢（圖222）。

🗀 小腿後群肌肉的練習方法

小腿後群肌肉主要包括腓腸肌、比目魚肌。此肌肉比較發達，顯現隆起。主要機能：使小腿屈，足屈並維持人體直立姿勢。下面就介紹幾種主要練習方法。

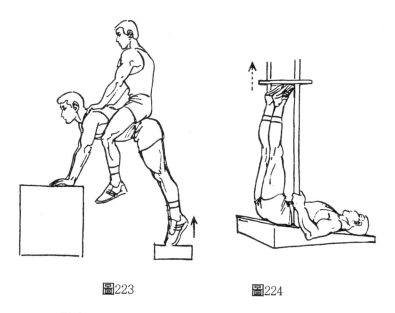

圖223　　　　圖224

1.雙人騎坐提踵

【預備姿勢】：練習者兩腿併攏，腳趾站在一塊約10公

分厚的木塊上，上體前傾，兩手扶支撐物，同伴騎坐在練習者背上。

【練習方法】：練習者兩腿伸直，反覆提踵（圖223）。

2.利用腿舉架做踝關節屈伸

【預備姿勢】：仰臥在腿舉架上，兩腳蹬住重量托盤。

【練習方法】：兩腿同時用力先蹬直，然後，踝關節反覆屈伸（圖224）。

3.利用槓鈴的練習

①坐式提踵

【預備姿勢】：坐在椅子或方凳上，兩腿稍分開，兩腳趾站在一塊厚約10公分的木板上，兩手將槓鈴固定在膝關節上。

【練習方法】：反覆提踵（圖225）。

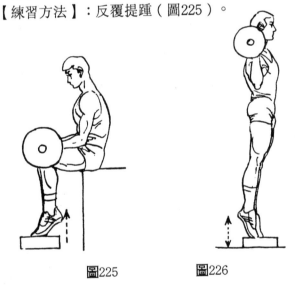

圖225　　　　　圖226

②肩負槓鈴提踵

【預備姿勢】：肩扛槓鈴，兩臂肩側屈，兩手握槓鈴，

兩腳稍分開，腳前掌站在一塊厚約10公分的木板上。

　【練習方法】：兩腿伸直，反覆提踵（圖226）。

　4.利用啞鈴或壺鈴的練習

　①持啞鈴或壺鈴提踵

　【預備姿勢】：兩臂肩側屈，手持啞鈴或壺鈴於肩上，兩腳稍分開，前腳掌站在一塊厚約10公分的木板上。

　【練習方法】：反覆提踵（圖227）。此練習也可單腳做（圖228）。

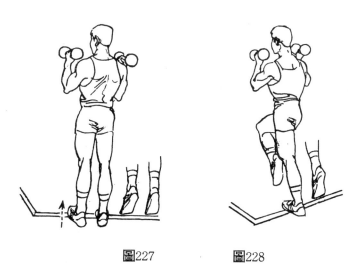

圖227　　　　　　　圖228

　②足尖蹲起

　【預備姿勢】：兩腳稍分開站立，手於背後持啞鈴（或壺鈴）。

　【練習方法】：下蹲時腳跟抬起，然後在提踵的情況下起立還原（圖229）。

　此練習也可肩扛槓鈴做（圖230）。

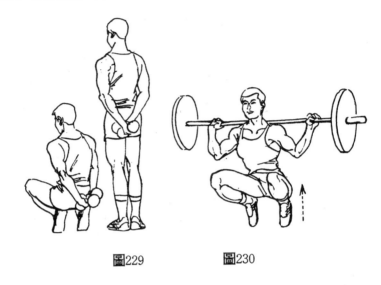

圖229　　　　　圖230

八、使用聯合訓練器發展各部肌肉的練習方法

我們以一台鑄鐵片負荷的十功能聯合訓練器爲例，介紹其主要的練習方法和所發展的肌肉部位。

㈠ **腿擧台**（圖231）

【練習時，採用坐姿。通過膝的屈伸，達到發展大腿前面的肌肉群的目的。

㈡ **卧推台**（圖232）

其練習方法與槓鈴或壺鈴卧推基本相同，主要發展胸大肌和三角肌前群。

調整躺的部位（向上或向下），可改變把手的位置，從而可使胸大肌的上、中、下部各部都得到發展。

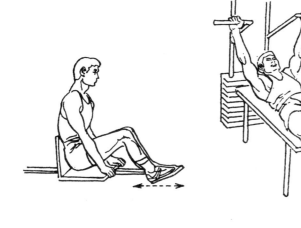

圖231　　　　　　圖232

⊜ **坐推台**（圖233）

做練習時，要求運動員挺胸，直背，不可利用蹬腿的力量。其效果與槓鈴坐推差不多，主要發展三角肌、斜方肌等肌群。

㈣ **高滑輪下拉台**（圖234）

【練習時，可採用坐、跪兩種姿勢。兩手的握距可寬可窄。窄握距向胸前拉時，可發展肱三頭肌、胸大肌；寬握距頸後拉時，可發展肱三頭肌、背闊肌等。

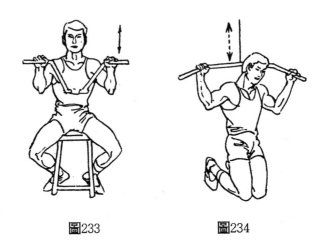

圖233　　　　　　圖234

㈤ 低滑輪上拉台（圖235）

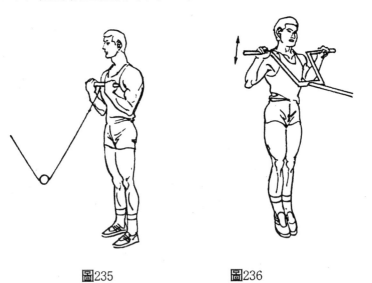

圖235　　　　　　圖236

　　利用這個練習台，可做站立直臂前上拉，來發展三角肌，站立前臂彎拉，來發展肱二頭肌；坐式胸前拉，來發展肱二頭肌和背闊肌；坐式背後拉或半蹲直臂背後拉，來發展腰背肌等。

㈥ 引體向上台（圖236）

　　可做引體向上發展斜方肌、肱二頭肌、背闊肌等；也可做懸垂舉腿發展腰腹肌。

㈦ 雙臂屈伸台（圖237）

　　可做雙臂屈伸，發展胸大肌、肱三頭肌、斜方肌、背闊肌，也可以做收腹舉腿發展腹肌。

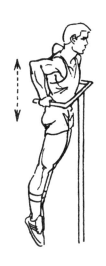
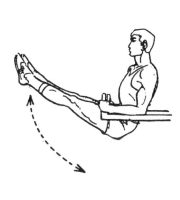

圖237　　　　　　　　圖238

⑻ 收腹舉腿台（圖238）

【練習方法】：手握把手，兩前臂支撐，身體懸垂，可做直腿或屈腿的收腹舉腿，發展下腹部的肌肉、髂腰肌及大腿前面肌肉。

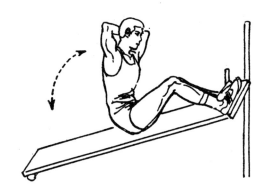

圖239

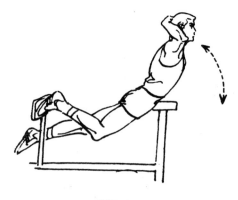

圖240

㈨ 腹肌練習台（圖239）

可做斜板仰臥起坐或收腹舉腿。

㈩ 腰背肌台（圖240）

可利用此台做俯臥挺身、發展腰背肌、臀部及大腿後面的肌肉。

上面我們簡要地介紹了十功能聯合訓練器的練習方法。儘管這是部多功能的訓練器，但它與啞鈴、槓鈴相比，在動作方式上還有一定的侷限性，其最大優點是安全，不易發生傷害事故。

第 三 章

鍛 鍊 計 劃
的 製 訂 與 編 排

一、製訂與編排鍛鍊計劃的基本原則

在第一節中我們講到「科學的訓練是獲得健美體型的保障」時，曾談到什麼是訓練和訓練的基本原則。

其實，那些訓練的基本原則，也是我們製定和編排鍛鍊計劃的基本原則。

除此之外，還有以下幾條基本原則：

㈠ 因人而異

醫生給病人看病必須按病人的年齡、性別、體質、病情，治療經過和反應情況來考慮和決定處方，以對症下藥。

製訂和編排訓練計劃也應如此。任何年齡的人都可以參加健美鍛鍊，但不同年齡組，在製訂和編排訓練計劃時，應該有所不同。

少年，應以肌肉的全面發展為目的。開始時不要進行重量大的訓練，所用器械的重量，應不超過自己所能舉起最大重量的2/3；青年所用器械的重量，應在所能舉起最大重量的85％以上，方能取得最佳訓練效果；中年人在生理上和青年人存在著差別，所以應以輕器械練習為好。

即使是同一個年齡組，在各方面也存在著一定的差異，所以每個人的訓練計劃也不能完全一樣。比如：一個理想的健美運動員其體型為肩寬、臀窄、腰、膝、踝的圍度中等、長條型肌肉、肌束豐富，則訓練計劃就不能和那些體型不夠理想的人一樣。

因為後者不得不花大量的時間和精力，去糾正和彌補自己遺傳上帶來的不足。

而前者也要採用因人而異的訓練方法來保持和發展原有的水平，否則也不能發揮其遺傳優勢。

㈡ 全面發展

男子健美的標準是：身體健康，骨骼生長發育正常，肌肉發達勻稱，五官端正，肩寬，胸部肌肉發達，腰細而結實，腹部呈現壘塊狀，臀部圓滿適度，腿長肌肉線條柔和，外觀上給人以精神飽滿、堅韌不拔、姿態端莊、動作灑脫之感。

要達到這樣一個標準，沒有身體的全面發展是不行的。要做到肌肉發達勻稱這一點就不容易，這就要求在訓練中不僅注意發達肌肉，還要控制好各部肌肉的圍度。

按要求，

標準胸圍應該＝腕圍×5.8

頸　　　　　圍＝標準胸圍×38％

上 臂 放 鬆 圍＝標準胸圍×36％

前　　臂　　圍＝標準胸圍×30％

腰　　　　　圍＝標準胸圍×75％

臀　　　　　圍＝標準胸圍×90％

大　　腿　　圍＝標準胸圍×54％

小　　腿　　圍＝標準胸圍×36％

要達到這樣一個標準，忽視哪個部位的練習都是不行的。

從另一個角度看，儘管健美運動對身體各器官、各系統都有一定的好處，但是，單一的運動項目對身體的全面發展也都有它的侷限性。更何況健美訓練屬於無氧代謝運動，對呼吸和心血管系統的影響較小。

從這個意義上說，也要注意身體的全面發展，不光是練健美，還要進行其他運動項目的鍛鍊。

㈢ 循序漸進

俗話說：「冰凍三尺非一日之寒」。

發達的肌肉，不是短時間就能練就出來的，速成的辦法是不科學的，速成的路是沒有的。我們這裡講的循序漸進，應包括以下幾個方面：

1.從一次訓練課來講，應先以輕微的準備活動開始，逐漸達到訓練的高潮——有機體的某種程度的疲勞，最後再以輕微的活動——整理運動——結束。

2.對於一個時期的訓練來講，要逐漸增加訓練的次數，逐漸加大運動的負荷，逐漸增大練習的強度，逐漸增加運動量。

㈣ 優先發展大肌肉群

前面我們講到，每一個練習都是爲發展某個特定部位的肌肉而設計的。但是，這也是相對而言的。一個練習絕不是一個部位的肌肉參加工作。

換句話說，一個練習決不可能只發展一個部位的肌肉。這就有一個抓住重點，帶動一般的問題。這裡所說的重點就是大肌肉群。有些部位的肌肉，根本無需進行專門地練習。在發展其他部位肌肉的同時，該部肌肉也得到了發展。發展大肌肉群的意義還在於：見效快，在心理上對練健美的人是個莫大的鼓舞。

另外，對於絕大多數練健美的人來講，並不都想當一名健美運動員，去參加健美比賽。而是通過練習健美改善體型體態。從這個目的出發，重點抓好大肌肉群的練習也就足夠了。

二、訓練計劃的編排

編排訓練計劃，應根據自己的職業、年齡、性別、身體健康狀況、訓練水平及學習、生活、工作條件和練習目的。

㈠ 訓練次數及時間

初學階段可安排一年。前半年每週訓練三次，每次1～1.5小時；後半年仍然每週訓練三次，但每次的練習時間要延長到1.5～2小時；一年之後進入提高階段，每週練習4～6次，每次2～2.5小時。

這裡應強調的是：不論一週安排幾次訓練，也不論訓練時間多長，一定要保證每塊肌肉每週有兩次練習機會。

㈡ 動作的數量、組數與重複次數

動作的數量，指每次訓練課應做多少動作。初學的前半年，每次訓練課一般只做一個動作。後半年，重點發展的肌肉或大肌肉群可做兩個動作，總共發展5～6個部位的肌肉。進入提高階段，發展各部肌肉每次訓練課一般做兩個動作，重點發展的肌肉或大肌肉群可做3個動作，總共發展4～5個部位的肌肉。

隨著訓練水平的不斷提高，發展的肌肉部位可減少到3～4個，但發展各部肌肉所採用的動作（或者說手段）可增加到3～4個。

組數，指每個動作做多少組。應根據訓練水平而定。初學階段，每個動作可做2～3組。進入提高階段，每個動作應做3～5組。最多不應超過15組。因為不少專家認為，超過15

組，訓練效果會適得其反。

重複次數，指一組做幾次。一般每組做8～12次爲宜。而某些部位的肌肉，如：前臂肌肉、小腿後群肌肉及腹肌，應採用高次數（不少於20次）的練習方法，方可收到良好效果。在談到重複次數時不應忘記。

每組所做的次數，與所採用的器械重量密切相關。一般認爲，訓練強度在85％（所採用的器械重量，是最大重量的85％）以上時，訓練效果最好。85％的強度，即爲中等重量到重量之間。

㈢ 運動量

運動量包括強度、密度、時間和數量。

良好地訓練，必然是運動量大、中、小相結合的結果。

㈣ 肌肉鍛鍊順序

初學階段一般是從上到下。腰腹肌和小肌肉群可安排在最後。即：肱二頭肌→肱三頭肌→三角肌→胸大肌→背闊肌→股四頭肌→股二頭肌→小腿三頭肌→腰腹肌→前臂肌→頸部肌肉。

提高階段應先從大肌肉群開始，其順序是：股四頭肌→胸大肌→背闊肌→小腿三頭肌→股二頭肌→三角肌→肱二頭肌→肱三頭肌→腰腹肌→前臂肌→頸部肌肉。

爲了延緩疲勞，也可採用兩個部位肌肉交替練習的方法。如：在一次訓練課上安排肱二頭肌和三角肌的練習，可以採用做一組肱二頭肌，接著做一組三角肌的練習方法，這樣可同時練習兩個部位的肌肉。

三、訓練計劃示例

(一) 一週三次的訓練計劃示例

星期一：中上運動量

　　1.胸大肌：槓鈴臥推

　　$\frac{x}{2} \times 2$、$\frac{x+5}{10} \times 2$、$\frac{x+10}{8} \times 1$

　　2.三角肌前束：啞鈴前平舉

　　$\frac{x}{12} \times 2$、$\frac{x+2.5}{10} \times 2$、$\frac{x+5}{8} \times 1$

　　3.肱二頭肌：啞鈴臂彎舉

　　$\frac{x}{12} \times 2$、$\frac{x+2.5}{10} \times 2$、$\frac{x+5}{8} \times 1$

　　4.背闊肌：槓鈴躬身划船

　　$\frac{x}{12} \times 2$、$\frac{x+5}{10} \times 2$、$\frac{x+10}{8} \times 1$

　　5.股四頭肌：槓鈴後蹲

　　$\frac{x}{12} \times 2$、$\frac{x+5}{10} \times 2$、$\frac{x+10}{8} \times 2$

　　6.腹肌：仰臥起坐

　　$20 \sim 25 \times 4 \sim 6$

星期三：中等運動量

　　1.胸大肌：啞鈴仰臥飛鳥

　　$\frac{x}{12} \times 2$、$\frac{x+2.5}{10} \times 2$、$\frac{x+5}{10} \times 1$

2.肱二頭肌：槓鈴臂彎舉

$$\frac{x}{12}\times 2 \text{、} \frac{x+2.5}{10}\times 1 \text{、} \frac{x+5}{8}\times 1$$

3.肱三頭肌：啞鈴頸後臂屈伸

$$\frac{x}{12}\times 2 \text{、} \frac{x+1.5}{10}\times 2 \text{、} \frac{x+2.5}{8}\times 1$$

4.背闊肌：啞鈴躬身提拉

$$\frac{x}{12}\times 2 \text{、} \frac{x+2.5}{10}\times 1 \text{、} \frac{x+5}{10}\times 1$$

5.股二頭肌：利用橡皮條拉力器做俯臥小腿屈拉

$$30\sim 40\times 3\sim 4$$

6.腹肌：仰臥收腹舉腿

$$20\sim 25\times 3\sim 4$$

星期五：大運動量

1.三角肌中、後束：①啞鈴側平舉
　　　　　　　　　②躬身啞鈴飛鳥

$$①\frac{x}{12}\times 2 \text{、} \frac{x+1.5}{10}\times 2 \text{、} \frac{x+2.5}{8}\times 1$$

$$②\frac{x}{12}\times 2 \text{、} \frac{x+1.5}{10}\times 2 \text{、} \frac{x+2.5}{8}\times 1$$

2.肱三頭肌：槓鈴頸後臂屈伸

$$\frac{x}{12}\times 2 \text{、} \frac{x+5}{10}\times 2$$

3.股二頭肌：俯臥跪起

$$8\sim 12\times 4\sim 5$$

4.股四頭肌：啞鈴蹲起

$$\frac{x}{12} \times 2 \text{、} \frac{x+2.5}{12} \times 2 \text{、} \frac{x+5}{10} \times 2$$

5.小腿三頭肌：肩負槓鈴提踵

$$\frac{x}{20} \times 3 \text{、} \frac{x+10}{15} \times 3$$

6.腰肌：俯臥挺身

$$15 \sim 20 \times 3 \sim 5$$

(二) 一週五次的訓練計劃示例

星期一：中上運動量

1.胸大肌：雙槓雙臂屈伸

$$10 \times 2 \text{、} 12 \times 2 \text{、} 15 \times 2$$

2.肱二頭肌：槓鈴臂彎舉

$$\frac{x}{12} \text{、} \frac{x+5}{10} \times 2 \text{、} \frac{x+10}{8} \times 2 \text{、} \frac{x+5}{10}$$

3.三角肌：啞鈴前上舉

$$\frac{x}{12} \text{、} \frac{x+2.5}{10} \times 2 \text{、} \frac{x+5}{8} \times 2 \text{、} \frac{x+2.5}{10}$$

4.背闊肌：單槓頸後引體向上

$$10 \times 2 \text{、} 12 \times 2 \text{、} 10 \times 2$$

5.股四頭肌：壺鈴蹲起

$$\frac{x}{20} \times 2 \text{、} \frac{x+5}{15} \times 2 \text{、} \frac{x+10}{12} \times 2$$

6.腹肌：元寶收腹

$$20 \times 4$$

星期二：大運動量

1.胸大肌：槓鈴臥推

$$\frac{x}{12} \cdot \frac{x+5}{10} \times 2 \cdot \frac{x+10}{8} \times 2 \cdot \frac{x}{12}$$

2.三角肌：啞鈴側平舉

$$\frac{x}{12} \cdot \frac{x+2.5}{10} \times 2 \cdot \frac{x+5}{8} \times 2 \cdot \frac{x}{12}$$

3.肱三頭肌：啞鈴頸後臂屈伸

$$\frac{x}{12} \cdot \frac{x+2.5}{10} \times 2 \cdot \frac{x+5}{8} \times 2 \cdot \frac{x}{12}$$

4.背闊肌：槓鈴躬身「划船」

$$\frac{x}{12} \cdot \frac{x+5}{10} \times 2 \cdot \frac{x+10}{8} \times 2 \cdot \frac{x}{12}$$

5.小腿三頭肌：槓鈴足尖蹲起

$$\frac{x}{12} \cdot \frac{x+5}{12} \times 2 \cdot \frac{x+10}{8} \times 2 \cdot \frac{x}{12}$$

6.前臂肌肉：啞鈴扣手腕

$$\frac{x}{12} \times 2 \cdot \frac{x+5}{12} \times 2 \cdot \frac{x}{20} \times 2$$

星期三：小運動量

1.胸大肌：啞鈴仰臥飛鳥

$$\frac{x}{12} \times 2 \cdot \frac{x+2.5}{10} \times 3$$

2.肱二頭肌：啞鈴臂彎舉

$$\frac{x}{12} \cdot \frac{x+2.5}{10} \cdot \frac{x+5}{8}$$

3.股二頭肌：加阻力的俯臥小腿屈伸

$$15 \times 3 \sim 4$$

4.腹肌：仰臥起坐和收腹舉腿

仰臥起坐：20×2

收腹舉腿：20×2

5.腰部肌肉：啞鈴體側屈

$$\frac{x}{15} \,、\, \frac{x+5}{12} \times 2$$

星期五：中等運動量

1.三角肌：啞鈴側上舉

$$\frac{x}{12} \,、\, \frac{x+2.5}{10} \times 2 \,、\, \frac{x+5}{8} \,、\, \frac{x}{12}$$

2.肱三頭肌：啞鈴躬身臂屈伸

$$\frac{x}{12} \,、\, \frac{x+2.5}{10} \times 2 \,、\, \frac{x+5}{8} \,、\, \frac{x}{12}$$

3.背闊肌：啞鈴躬身提拉

$$\frac{x}{12} \,、\, \frac{x+5}{10} \times 2 \,、\, \frac{x+10}{8} \,、\, \frac{x}{12}$$

4.股二頭肌：利用小腿屈伸練習器做俯臥小腿

屈伸

$$\frac{x}{15} \times 2 \,、\, \frac{x+5}{12} \times 3 \,、\, \frac{x}{12} \times 2$$

5.前臂肌：槓鈴腕屈伸

$$\frac{x}{12} \times 3 \,、\, \frac{x+5}{10} \times 3$$

星期六：最大運動量

1.胸大肌：負重雙槓雙臂屈伸

$$\frac{x}{12} \text{、} \frac{x+5}{10} \text{、} \frac{x+10}{8} \text{、} \frac{x+15}{6}$$

$$\frac{x+10}{8} \text{、} \frac{x+5}{10} \text{、} \frac{x}{12}$$

2.三角肌：槓鈴頸後推舉

$$\frac{x}{12} \text{、} \frac{x+5}{10} \times 2 \text{、} \frac{x+10}{8} \times 2 \text{、} \frac{x}{12}$$

3.肱三頭肌：斜板槓鈴臂彎舉

$$\frac{x}{12} \text{、} \frac{x+5}{10} \text{、} \frac{x+10}{8} \text{、} \frac{x+15}{6}$$

$$\frac{x+10}{8} \text{、} \frac{x+5}{10} \text{、} \frac{x}{12}$$

4.背闊肌：槓鈴躬身划船

$$\frac{x}{12} \text{、} \frac{x+5}{10} \times 2 \text{、} \frac{x+10}{8} \times 2 \text{、} \frac{x+5}{10}$$

5.股四頭肌：利用腿舉架做腿舉

$$\frac{x}{12} \text{、} \frac{x+10}{10} \times 2 \text{、} \frac{x+20}{8} \times 2 \text{、} \frac{x}{12}$$

6.腹肌：斜板仰臥起坐和收腹舉腿

仰臥起坐：25×2

收腹舉腿：20×3

註：x 表示器械重量

大展出版社有限公司　圖書目錄

地址：台北市北投區11204　　電話：（02）8236031
　　　致遠一路二段12巷1號　　　　　　8236033
郵撥：0166955～1　　　　　傳眞：（02）8272069

• 法律專欄連載 • 電腦編號 58

台大法學院　法律學系／策劃
　　　　　　法律服務社／編著

①別讓您的權利睡著了①		200元
②別讓您的權利睡著了②		200元

• 秘傳占卜系列 • 電腦編號 14

①手相術	淺野八郎著	150元
②人相術	淺野八郎著	150元
③西洋占星術	淺野八郎著	150元
④中國神奇占卜	淺野八郎著	150元
⑤夢判斷	淺野八郎著	150元
⑥前世、來世占卜	淺野八郎著	150元
⑦法國式血型學	淺野八郎著	150元
⑧靈感、符咒學	淺野八郎著	150元
⑨紙牌占卜學	淺野八郎著	150元
⑩ＥＳＰ超能力占卜	淺野八郎著	150元
⑪猶太數的秘術	淺野八郎著	150元
⑫新心理測驗	淺野八郎著	160元
⑬塔羅牌預言秘法	淺野八郎著	元

• 趣味心理講座 • 電腦編號 15

①性格測驗1	探索男與女	淺野八郎著	140元
②性格測驗2	透視人心奧秘	淺野八郎著	140元
③性格測驗3	發現陌生的自己	淺野八郎著	140元
④性格測驗4	發現你的真面目	淺野八郎著	140元
⑤性格測驗5	讓你們吃驚	淺野八郎著	140元
⑥性格測驗6	洞穿心理盲點	淺野八郎著	140元
⑦性格測驗7	探索對方心理	淺野八郎著	140元
⑧性格測驗8	由吃認識自己	淺野八郎著	140元

・青 春 天 地・電腦編號 17

・健 康 天 地・電腦編號 18

⑦腰痛平衡療法	荒井政信著	180元
⑦根治多汗症、狐臭	稻葉益巳著	220元
⑦40歲以後的骨質疏鬆症	沈永嘉譯	180元
⑦認識中藥	松下一成著	180元
⑦氣的科學	佐佐木茂美著	180元

・實用女性學講座・電腦編號 19

①解讀女性內心世界	島田一男著	150元
②塑造成熟的女性	島田一男著	150元
③女性整體裝扮學	黃靜香編著	180元
④女性應對禮儀	黃靜香編著	180元
⑤女性婚前必修	小野十傳著	200元
⑥徹底瞭解女人	田口二州著	180元
⑦拆穿女性謊言88招	島田一男著	200元

・校 園 系 列・電腦編號 20

①讀書集中術	多湖輝著	150元
②應考的訣竅	多湖輝著	150元
③輕鬆讀書贏得聯考	多湖輝著	150元
④讀書記憶秘訣	多湖輝著	150元
⑤視力恢復！超速讀術	江錦雲譯	180元
⑥讀書36計	黃柏松編著	180元
⑦驚人的速讀術	鐘文訓編著	170元
⑧學生課業輔導良方	多湖輝著	180元
⑨超速讀超記憶法	廖松濤編著	180元
⑩速算解題技巧	宋釗宜編著	200元

・實用心理學講座・電腦編號 21

①拆穿欺騙伎倆	多湖輝著	140元
②創造好構想	多湖輝著	140元
③面對面心理術	多湖輝著	160元
④偽裝心理術	多湖輝著	140元
⑤透視人性弱點	多湖輝著	140元
⑥自我表現術	多湖輝著	180元
⑦不可思議的人性心理	多湖輝著	150元
⑧催眠術入門	多湖輝著	150元
⑨責罵部屬的藝術	多湖輝著	150元
⑩精神力	多湖輝著	150元

⑪厚黑說服術　　　　　　　　多湖輝著　150元
⑫集中力　　　　　　　　　　多湖輝著　150元
⑬構想力　　　　　　　　　　多湖輝著　150元
⑭深層心理術　　　　　　　　多湖輝著　160元
⑮深層語言術　　　　　　　　多湖輝著　160元
⑯深層說服術　　　　　　　　多湖輝著　180元
⑰掌握潛在心理　　　　　　　多湖輝著　160元
⑱洞悉心理陷阱　　　　　　　多湖輝著　180元
⑲解讀金錢心理　　　　　　　多湖輝著　180元
⑳拆穿語言圈套　　　　　　　多湖輝著　180元
㉑語言的內心玄機　　　　　　多湖輝著　180元

・超現實心理講座・電腦編號 22

①超意識覺醒法　　　　　　　詹蔚芬編譯　130元
②護摩秘法與人生　　　　　　劉名揚編譯　130元
③秘法！超級仙術入門　　　　陸　明譯　150元
④給地球人的訊息　　　　　　柯素娥編著　150元
⑤密教的神通力　　　　　　　劉名揚編著　130元
⑥神秘奇妙的世界　　　　　　平川陽一著　180元
⑦地球文明的超革命　　　　　吳秋嬌譯　200元
⑧力量石的秘密　　　　　　　吳秋嬌譯　180元
⑨超能力的靈異世界　　　　　馬小莉譯　200元
⑩逃離地球毀滅的命運　　　　吳秋嬌譯　200元
⑪宇宙與地球終結之謎　　　　南山宏著　200元
⑫驚世奇功揭秘　　　　　　　傅起鳳著　200元
⑬啟發身心潛力心象訓練法　　栗田昌裕著　180元
⑭仙道術遁甲法　　　　　　　高藤聰一郎著　220元
⑮神通力的秘密　　　　　　　中岡俊哉著　180元
⑯仙人成仙術　　　　　　　　高藤聰一郎著　200元
⑰仙道符咒氣功法　　　　　　高藤聰一郎著　220元
⑱仙道風水術尋龍法　　　　　高藤聰一郎著　200元
⑲仙道奇蹟超幻像　　　　　　高藤聰一郎著　200元
⑳仙道鍊金術房中法　　　　　高藤聰一郎著　200元
㉑奇蹟超醫療治癒難病　　　　深野一幸著　220元
㉒揭開月球的神秘力量　　　　超科學研究會　180元
㉓西藏密教奧義　　　　　　　高藤聰一郎著　250元

・養 生 保 健・電腦編號 23

①醫療養生氣功　　　　　　　黃孝寬著　250元

國家圖書館出版品預行編目資料

男性健美入門法/孫玉祿編著
——初版，——臺北市，大展，民86
面；　　公分，——（家庭醫學保健；11）
ISBN 957-557-727-2（平裝）
1.運動與健康

411.71　　　　　　　　　　　　　　　　86006643

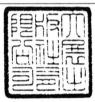

行政院新聞局局版臺陸字第100682號核准
北京人民體育出版社授權中文繁體字版

男性健美入門

ISBN 957-557-727-2

編 著 者/ 孫　玉　祿
發 行 人/ 蔡　森　明
出 版 者/ 大展出版社有限公司
社　　　址/ 台北市北投區（石牌）致遠一路2段12巷1號
電　　　話/ （02）8236031・8236033
傳　　　真/ （02）8272069
郵政劃撥/ 0166955-1
登 記 證/ 局版臺業字第2171號
承 印 者/ 國順圖書印刷公司
裝　　　訂/ 嶸興裝訂有限公司
排 版 者/ 弘益電腦排版有限公司
初　　　版/ 1997年（民86年）8月
2　　　刷/ 1997年（民86年）9月

定　價/ 180元

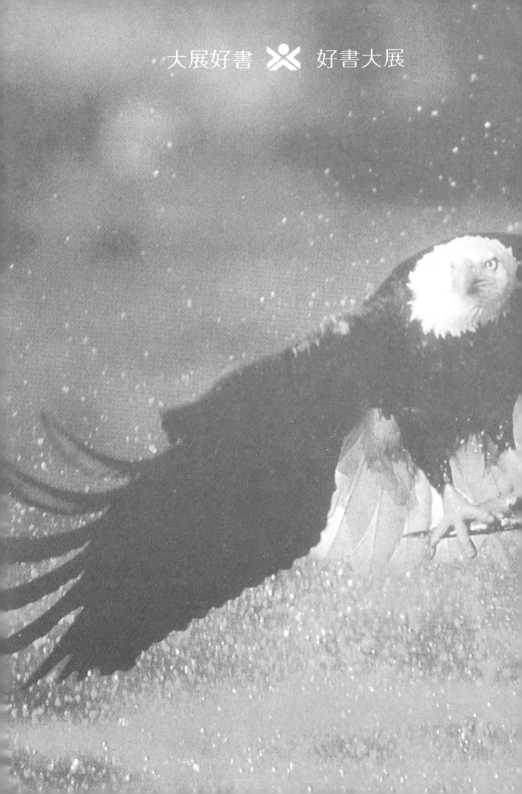

大展好書 好書大展